高职高专“四真课程”活页教材

中药制剂前处理生产实训

（供中药制药、药物制剂技术专业用）

主　编　祖文宇　邹隆琼

副主编　易东阳　刘　强

编　者　（以姓氏笔画为序）

邓　伟（重庆三峡云海药业有限公司）

刘　强（重庆三峡云海药业有限公司）

邹隆琼（重庆三峡云海药业有限公司）

易东阳（重庆三峡医药高等专科学校）

祖文宇（重庆三峡医药高等专科学校）

涂方毓（重庆三峡云海药业有限公司）

彭　洪（重庆三峡云海药业有限公司）

蒲云兵（重庆厚捷制药有限公司）

管发令（重庆三峡云海药业股份有限公司）

中国健康传媒集团

中国医药科技出版社

内容提要

本教材为“高职高专‘四真课程’活页教材”，全书包括中药制剂前处理生产规范与中药制剂前处理生产实践2个模块，以及中药干燥，灭菌，粉碎，过筛与混合以及提取、浓缩与分离纯化等6个岗位工作情境。本教材以教材“活页式”形式展现，更好地体现了符合职业教育特色的岗位适应型教材的特点，以学生为中心，强调师生互动、工学结合以及学生的主观能动性，在“学中做，做中学”，体现产教融合的特色。本教材主要供中药制药、药物制剂技术专业教学使用，也可作为中药制药企业在职职工和中高级技工职业培训与鉴定的参考教材。

图书在版编目（CIP）数据

中药制剂前处理生产实训 / 祖文宇，邹隆琼主编．—北京：中国医药科技出版社，2023.12
ISBN 978-7-5214-4376-9

Ⅰ．①中…　Ⅱ．①祖… ②邹…　Ⅲ．①中药制剂学—高等职业教育—教材　Ⅳ．①R283

中国国家版本馆CIP数据核字(2023)第233173号

美术编辑　陈君杞
版式设计　友全图文

出版　**中国健康传媒集团**｜中国医药科技出版社
地址　北京市海淀区文慧园北路甲22号
邮编　100082
电话　发行：010-62227427　邮购：010-62236938
网址　www.cmstp.com
规格　787 × 1092mm $^{1}/_{16}$
印张　6 $^{1}/_{2}$
字数　145千字
版次　2023年12月第1版
印次　2023年12月第1次印刷
印刷　北京盛通印刷股份有限公司
经销　全国各地新华书店
书号　ISBN 978-7-5214-4376-9
定价　39.00元

出版说明

近几十年来，我国职业教育改革取得了巨大的进展与成就，尤其是《国家职业教育改革实施方案》《关于深化现代职业教育体系建设改革的意见》等指导性文件的出台，为中国职业教育走向世界指明了道路与方向。但普遍而言，职业教育教材的开发与研制仍然任重道远。《国家职业教育改革实施方案》明确指出“建设一大批校企‘双元’合作开发的国家规划教材，倡导使用新型活页式、工作手册式教材并配套开发信息化资源”。《关于深化现代职业教育体系建设改革的意见》也提出“优质教材建设将重点面向战略性新兴产业、先进制造业、现代服务业、现代农业等领域，深化产教融合、协同育人，科学严谨、内容丰富、形态多样、反映行业前沿技术，鼓励行业牵头或行业、企业、学校等共同开发”。

为落实国家职业教育改革的相关要求，重庆三峡医药高等专科学校努力践行产教融合、校企合作。教师按照真实环境、真学、真做、掌握真本领的要求开展教学活动，建立基于工作过程的“四真”行动式教学模式。将教学“以教师为中心”转变为“以学生为中心”，将学生由“被动学习”转变为“主动学习”，教师精心设计、导演，把教学内容巧妙地隐含在每个“职业工作活动”中，学生通过完成一个个“职业工作活动”，自己提出问题，并经过思考和教师的指导，自己解决问题。整个教学过程中，企业导师全程主导或参与，取得了较好的教学效果。为总结教学改革经验，并更好地服务“四真课程”教学模式，经学校教材建设指导委员会审定，组织了校企双方生产与教学的多名一线专家，编写了本套高职高专“四真课程”活页教材。

本套教材具有以下特点：

1.教材紧密围绕真实任务、项目、产品、内容等驱动载体，创设学习情境，实施完整的职业活动，助力教师实现完整、真实的教学过程。

2.教材设定的学习情境与真实环境高度相仿，教材涉及实训设备设施为真实设备设施，并参照企业真实的技术和装备水平。

3.教材每个工作任务按照任务目标、任务分析、相关知识、任务实施、任务评价、拓展提高、课后训练等几个步骤与内容进行设计与实施。

因“四真课程”教学模式改革不能一蹴而就，目前出版的教材只是针对已有明显成果的总结与固化，后续还将根据教学改革的继续实施陆续出版相关教材。

前 言 PREFACE

为促进高职高专课程和教材改革，适应“工学结合、校企合作”人才培养模式，强化产教融合、校企“双元”育人，重庆三峡医药高等专科学校推进高水平中药学专业群课程建设，组织相关教师和生产一线专家编写了符合职业教育特色的岗位适应型新型“活页式”教材——《中药制剂前处理生产实训》。

《中药制剂前处理生产实训》紧紧围绕培养高素质技能型人才的目标，坚持紧贴学生、紧贴生产、紧贴岗位的原则，以具体生产实践任务为导向，整合部分技术理论知识与技术实践知识，充分发挥企业重要办学主体作用。本教材以团队形式共同完成工作任务，突出师生互动、工学结合以及学生的主观能动性，提高职业关键能力。

教材内容共分为两个模块、六个工作情境，每个工作情境下对应中药制剂前处理相应岗位工作能力要求，设计代表性工作任务活页，可根据实际教学灵活增减任务。模块一主要开展中药制剂前处理生产跟岗见习，熟悉规范生产要求和基本工作内容以适应工作岗位；模块二模拟开展中药制剂前处理生产实践，包括中药干燥、灭菌、粉碎、过筛、混合以及中药制剂提取、浓缩与分离纯化等岗位工作情境。每个工作情境下设工作目标、具体工作任务，并涵盖“车间能量站”和“能力拓展”等学习版块，以学生为中心，在“学中做、做中学”，体现产教融合的特色。

教材编写分工如下：蒲云兵编写工作情境一，邓伟、刘强、邹隆琼编写工作情境二，易东阳编写工作情境三，涂方毓编写工作情境四，彭洪、管发令编写工作情境五，祖文宇编写工作情境六及附录，全书由祖文宇统稿与修改。

本教材主要供中药制药、药物制剂技术专业教学使用，也可作为中药制药企业在职职工和中高级技工职业培训与鉴定的参考教材。

本教材在编写过程中，得到学校领导和重庆三峡云海药业有限公司、重庆厚捷制药有限公司等企业的多方支持，在此表示感谢！教材引用了部分高等院校相关教材及药学工作者的研究成果，限于体例原因未行标注，在此一并表示衷心感谢！

倡导校企合作、发挥企业在教学实践中的主体作用，中药制剂前处理生产实训课程要求教学场所在岗位实际环境中进行。由此本门课程的开设和相应“活页式”教材的开发在全国尚属前沿，再加上编者能力有限，书中难免有不妥之处，殷切期望使用本教材的读者海涵并提出宝贵意见，以便及时修订，不胜感激。

编 者

2023年10月

CONTENTS 目 录

模块一　中药制剂前处理生产规范

模块二　中药制剂前处理生产实践

模块一　中药制剂前处理生产规范

工作情境一　中药制剂前处理的规范管理

工作目标

1.掌握中药制剂前处理的工作内容和相关理论知识，熟悉前处理岗位工作程序的全过程，了解前处理生产文件的构成。

2.能归纳总结中药制剂前处理的管理要求，明确岗位操作规程、产品工艺规程等在生产工作中的具体要求。

3.树立药品质量安全意识，增强中药制剂前处理岗位责任意识、安全生产标准规范意识。

任务1　学习岗位操作规程

一、任务书

工作指令：阅读《药品生产质量管理规范》(2010年修订)(以下简称GMP)及其附录5《中药制剂》，根据GMP关于中药制剂前处理的要求(见附录)，参考《称量、复核操作规程》的内容，补充完整《领料操作规程》。

二、获取资讯

参考《称量、复核操作规程》主要内容如下。

《称量、复核操作规程》

(一)目的

建立称量、复核操作规程，使称量、复核整个生产过程标准化、规范化，确保物料称量复核过程持续符合相关要求，杜绝称量过程产生物料污染、交叉污染、混淆和差错。

（二）适用范围

适用于物料验收、取样、贮存养护、盘点、领发料、生产过程等物料称量、复核所有操作过程。

（三）责任者

采购部负责人、各仓库保管员、饮片车间各级管理人员、操作人员、QA人员按本规程执行。

（四）内容

1. 操作前的准备

（1）检查确认生产现场指导性文件为经批准的现行版本，本班次必需文件、记录完整齐全。

（2）检查确认称量间（区）、留存有上批《清场合格证》（副本）且在有效期内。

（3）检查确认操作人员领取容器具、清洁，且在清洁效期内。

（4）检查称量器具的计量范围与称量相符，称量误差小于1%(最小感量值/最小称取量)，有“校验合格证”，并在有效期内，校正好称量器具。

（5）按《生产复核管理规程》核对所称物料的品名、规格、批号（编号）、数量、质量状态等内容，确认无误。

2. 操作

（1）原辅料称量按《原辅料称量管理规程》执行。

（2）整件称量

①打开电子秤电源开关，待电子秤显示正常且显示数值为“0”时，开始称量。

②将待称量的容器或包装轻放在电子秤称量台面上，待电子秤显示数值稳定后，读取数值并记录。

③选取取同样规格包装容器（袋），称取包装物重量并记录。

④计算物料净重，计算公式：总净重=总毛重－单件包装重量 × 总件数。

（3）分零称量

①根据称量物料特性、所取物料数量，选择直接称量或减量法称量。

②打开电子秤电源开关，待电子秤显示正常且显示数值为“0”时，开始称量。

③直接称量操作：将盛装物料的洁净容器具置于衡器称量台面上，从衡器的操作界面选择归零或除皮至显示为“0”后，用洁净的工具从盛装物料的包装中取物料，倒入电子秤上的洁净容器中，直至需要量。

④减量法称量操作：将盛装物料的包装放置于电子秤台面上，待电子秤数值显示稳定后，按电子秤“归零”按钮，确认显示数值为“0”后，用洁净的工具从电子秤上物料包装中取规定重量的物料于洁净容器中。

进行称量时，必须两人进行，一人称量记录，一人复核。

毒性中药材称量衡器为指定的衡器，不得用于称量其他物料。

3. 称量物料包装、标识

（1）称取的物料根据物料特性完成加盖、密封或捆扎等操作，填写物料签，粘贴或悬挂于包装指定位置后送指定位置存放。

（2）剩余物料按原包装方式恢复包装；如进入洁净区的外包装丢弃或损坏，选用与原外包装相近的外包装按原包装方式包装，填写物料签，粘贴或悬挂于包装指定位置后按《物料进出生产区管理规程》物料进入反流程退出洁净区。

4. 操作记录

（1）依据《记录文件填写管理规程》填写称量等各种记录文件。

（2）按照操作流程，每完成一项操作，及时完成相应的记录文件的填写。

5. 清洁、消毒与清场

（1）按《生产过程状态标识管理规程》变更状态标识：如在专属称量间（区），更换称量间（区）“生产中”状态为“待清场”状态，如生产过程产出中间产品称量，在根据生产状态更换状态标识。

（2）收集物料包装物或散落地面的物料、标签、标识等，标识“生产废弃物”，按照《废弃物管理规程》，送达公司指定的暂存场所。

（3）剩余的容器具、洁净编织袋等包装物，无污染的清洁外部，退回来源地，受污染的，转移至容器具清洗间按照《容器具清洁操作规程》处理，经QA确认合格，储存于指定地点且设置状态，或退后来源地。

（4）使用的工器具按《工器具清洁操作规程》在指定区域进行清洁与消毒，经QA确认合格，储存于指定地点且设置状态。

（5）按《清场管理规程》对称量区、电子秤、容器具进行清洁与清场。

6. 清场

完成清场、清洁与消毒程序，及时记录，通过班组自评合格，报请QA予以评价，确认合格的签发清场记录、清场合格证。同时，设置设备与设施“已清洁”、“待运行”状态。

7. 注意事项

（1）进行称量时，必须两人进行，一人称量记录，一人复核。

（2）凡带有包装容器的物料，应称取毛重后，再对包装或容器称量除皮。

（3）称量的各类衡器必须有校验合格证，并在有效期内，如发现有疑问时，立即校验或更换。

8. 异常情况处理

出现异常情况按《生产过程偏差处理管理规程》执行。

（五）附录：无

（六）变更历史

文件编号	版本号	生效日期	变更原因、依据及变更内容
SOP-xx-xxxx	xx		按《药品生产质量管理规范》（2010年修订）修订

三、问题引导

1. 中药制剂前处理是指什么？包含哪些岗位工作内容？

____

____

____

2. 称量、复核操作规程包含哪些GMP要求的主要要素？

____

____

____

3. 领料操作规程应当注意哪些GMP要求的要点？

____

____

____

4. 对比阅读各类岗位操作规程（自学），根据岗位操作规程完成工作任务需要注意哪些方面？

____

____

____

5. 中药制剂前处理岗位需要熟悉哪些管理办法和生产技术性文件？

____

____

____

四、任务实施

完善《领料操作规程》

（一）目的

建立__________操作规程，使________整个生产过程标准化、规范化，杜绝领料过程出现________、________、________和差错。

（二）适用范围

适用于________的操作过程。

（三）责任者

车间主任、车间各级管理人员、领料员、QA人员、仓库库管员按本规程执行。

（四）内容

1. 领料前的准备

（1）操作人员到车间办公室领取经审核、批准的________，以及经QA人员下发的批生产记录；领取领料单，并检查领料单内容是否填写完整，车间主任是否签字。

（2）领取运输工具、容器具等，并确认清洁、无上批遗留物，且在有效期内。

（3）检查确认领料使用电子台秤、磅秤，校验合格并在有效期内。

2. 领料

（1）领料操作人员将领料所用容器置于垫仓板上后用专用运输工具转运至所需物料存放库房指定区域，同时将携带的________、领（需）料单交库房保管员。

（2）领料操作人员与仓库保管员按《物料发放管理规程》共同检查物料货位卡、检验报告书、物料放行单、物料贮存期限，确认实物件数与货位卡相符、有合格状态标识及物料放行通知单，在有效期内。

（3）领料操作人员按领料单上重量（数量）信息，将需要的物料转运到称（量）区。

（4）领料操作人员根据所需物料重（数）量，确认称量具精度是否符合要求。

（5）称（量）分料（限于允许在仓库分零的物料）时，领料操作人员按《原辅料称量管理规程》《称量、复核操作规程》《生产复核管理规程》复核物料品名、________、产地、________、数量与所需物料相符，按《电子秤标准操作规程》一人称（量），一人复核，称量完成，填写________，确认无误后签名。

（6）领料操作人员配合仓库保管员将分料后的剩余物料转运至该物料存放货位。

（7）称（量）分料后的物料（必要时装入专用容器）置于运输工具上，按《物料进出生产区管理规程》转运至所需物料部门指定缓冲区域，穿越露天厂区的，如有污染物料的风险（如：雨天）则需做好防止污染的措施后方可转运。

（8）物料暂存及标识：按《物料管理规程》执行。

①一般生产区使用的物料，按照物料的分料和使用点就近存放的原则，将称料转运至暂存间（区）存放，按规定做好状态标识，至少包含：物料名称、规格、物料编号或代码、产地（生产商或供应商）、批号、数量等信息；

②洁净区内使用的物料，领料操作人员将物料运送到洁净区物料通道脱外包间，做好状态标识，至少包含：__________、__________、物料编号或代码、产地（生产商或供应商）、________、数量等信息；物料进入洁净区按相应规程由车间物料员、岗位操作人员或

领料操作人员按规定程序更衣、消毒后转运至洁净区指定区域存放；

（9）毒性中药材领料

①毒性中药材领料的工器具、转运工具应专区专用，有“毒”字标识。

②操作人员与毒性中药材仓库保管员在领发放过程中要做好个人防护工作，戴好防毒口罩、手套等。

③毒性中药材领料要确保两人称量、复核，由QA人员监督，必须经二人以上复核无误，按《毒、麻、易制毒药材监督投料管理规程》执行。

④毒性中药材转运至毒性中药饮片生产区后由两人复核、确保状态标识完整无误，有效避免混淆和污染。

（五）变更历史

文件编号	版本号	生效日期	变更原因、依据及变更内容
SOP-xx-xxxx	xx		按《药品生产质量管理规范》（2010年修订）制订

能力拓展

1.岗位操作规程主要包含：目的、适用范围、责任者、（具体岗位）内容、附录（特殊事项说明）和变更历史等；岗位操作内容中一般应包含操作前准备、具体操作、注意事项、操作记录、清场等。具体中药制剂前处理岗位操作规程根据实际工作需要，其内容各有一定区别。

2.对比学习其他岗位操作规程，如《药材干燥岗位操作规程》《粉碎岗位操作规程》《筛分岗位操作规程》《提取岗位浓缩操作规程》《醇沉岗位操作规程》《浓缩岗位操作规程》等。

3.对比学习相关中药产品工艺规程并找出其编写特点和异同。

五、评价反馈

（一）工作评价表

序号	评价内容	评价标准	学生自评（A/B/C）	教师总评
1	中药制剂前处理的内容	1）能理解中药制剂前处理课程的基本内容		
		2）能熟悉中药制剂前处理岗位工作程序的全过程		

续表

序号	评价内容	评价标准	学生自评（A/B/C）	教师总评
2	GMP的要求	1）能理解GMP的基本内容、特点并能找出对中药制剂前处理管理要求的要点		
		2）能读懂岗位操作规程、产品工艺规程等技术文件		
3	职业素养意识	1）能主动严格遵守GMP对前处理工作岗位的规范要求		
		2）能主动思考岗位生产过程中影响药品质量安全的因素		

（二）车间组长点评

______

______

（三）学习质量反馈意见

______

______

工作情境二　中药制剂前处理岗位见习

工作目标

1.熟悉中药制剂前处理的管理要求与岗位生产过程。

2.能读懂前处理岗位相关管理规程并按规程完成生产前检查、生产记录和清场。

3.树立药品质量安全意识，增强中药制剂前处理岗位责任意识和职业操守。

任务 2-1　生产前检查与准备

一、任务书

工作指令：在车间进行中药制剂前处理生产操作前，完成生产前检查与准备。

二、获取资讯

（一）生产前准备

1.技术文件准备

生产过程基本技术文件包括批生产指令、执行标准、岗位SOP、清洁规程、设备操作SOP以及所需的各种记录、单卡、标识等。生产部门根据生产计划和生产标准文件制定批生产指令，经相关部门人员复核，批准下达各工序，同时下达标准生产记录文件。批生产指令应明确产品名称、规格、批号、生产批量、生产周期、加工日期，产品执行标准、工艺规程、岗位操作法或岗位SOP、生产地点、环境要求及清洁规程，使用设备及设备SOP，使用设备、容器具清洁规程，清场SOP，操作卫生要求，所需岗位生产记录，清洁、清场记录，限额领料单，操作运行状态标识，中间产品标识卡，交接单等空白表格，以及其他有关文件等。文件一经发布，就必须严格执行，不得随意变更。对违反文件指令，操作人员应拒绝执行。另分发、使用的文件应为批准的现行文本，已撤销和过时的文件除留档备查外，不得在工作现场出现。

2.物料准备

领料员凭生产指令向仓库领取原料、辅料和中间产品。领料时检查所用物料与批生产指令是否相符，核对物料名称、规格、批号、数量、供货单位、检验部门检验报告单，核对无误方可领料。发料人与领料人需在领料单上签字。确认合格的原料、辅料及中间产品按物料清洁程序从物料通道进入生产区配料室，并做好记录。在生产部门放置的主要原、辅材料，包装材料，不宜超过两天的使用时间，特别情况企业应另行规定。

3.生产现场准备

生产操作前须做好生产场地、仪器、设备准备，并对生产现场进行检查。检查生产场地的清洁是否符合环境卫生要求，是否有上次生产的《清场合格证》，复核清场是否达到要求，确认无上次遗留物。检查设备是否有"已清洁"状态标识，是否已保养，试运行状态是否良好并达到工艺要求。检查模具、刀具、筛网、滤器等是否良好，零件是否齐全，有无缺损，与生产品种、规格是否匹配。检查容器具是否符合清洁要求、有清洁合格标识。检查计量器具是否与称量范围相符，是否已清洁完好，是否有《计量检查合格证》，并在有效期内。所用各种物料、中间产品均分别有检验合格证明。以上各项齐备、符合标准要求，由质量管理人员复核后签发《生产许可证》,《生产许可证》与检查记录纳入批生产记录。

（二）开工前检查

（1）确认无上批生产遗留物；有《清场合格证》并在效期内。

（2）确认设备、容器具清洁完好，有设备"清洁"和"完好"状态标志，并在有效期内；若超过有效期，应按相应的清洁操作规程重新清洁。

（3）确认计量器具与称量范围相符，清洁、完好，有《校检合格证》，并在有效期内。

（4）确认所用各种物料、中间产品，内包装完好，标签清晰、准确，并有"合格证"或经现场监督员签发合格证后方可放行。

（5）确认环境符合工艺洁净级别要求。

（6）上述各项齐备，由车间现场QA人员确认符合生产开工条件后，在批记录中签名准许开工生产。

三、问题引导

1. 中药制剂前处理生产前要求的检查内容有哪些?

____

____

____

2. 根据岗位分工不同，负责检查的项目和内容有所不同，岗位操作人员主要检查的内容应包含哪些?

____

____

____

3. 车间技术文件需要提前准备的有哪些？操作人员在生产过程中主要按哪些文件规范完成生产？

____

____

____

4. 仔细阅读岗位操作规程，思考根据岗位操作规程完成工作任务需要注意哪些方面？

____

____

____

5. 检查内容分为哪几个主要部分？合格与不合格处理如何应对？

____

____

____

四、任务实施

（一）生产前检查确认权限

1. 操作人员负责本人清洁卫生及操作岗位文件、环境、设备设施、物料、器具等生产要素的规范性、适用性、准确性、状态、变更等检查确认。

2. 工序负责人或班组长负责管辖范围操作人员清洁卫生、生产区域人数及授权、操作岗位文件、环境、设备设施、物料、器具等生产要素的规范性、适用性、准确性、状态、变更等检查确认。

3. 现场QA人员负责管理范围所有人员清洁卫生、生产区域人数及授权、操作及质量管理文件、环境、设备设施、物料、器具（含检测仪器）等生产要素的规范性、适用性、准确性、状态、变更等检查确认。

（二）检查确认

生产前检查确认内容、合格标准及不合格处理表

序号	检查内容	合格标准	不合格处理
1	操作室 设备、设施	1.有清场合格证，且在有效期内； 2.设备、容器具等有已清洁、消毒标签且在有效期内	1.重新清场至合格； 2.重新清洁、消毒
2	环境指标	1.照度符合生产要求； 2.洁净区温、湿度及压差符合规定； 3.捕尘设施处于开启状态	1.按照HAVC SOP纠正； 2.根据原因消除故障； 3.开启捕尘设施
3	公用系统	水电汽、压缩空气、工艺用水等供应正常，真空系统、照明系统工作正常	通知车间主任，按程序处理
4	安全、计量	安全阀、压力表、温湿度计、电子台秤等仪器仪表、计量器具校验合格并在有效期内	通知设备部门更换校验合格的仪器、仪表、计量器具

续表

序号	检查内容	合格标准	不合格处理
5	变更控制	1.厂房与设施未发生变更，持续保持验证状态； 2.设备与设施未发生变更，持续保持验证状态； 3.生产工艺未发生变更，持续保持验证状态	停止生产，报告车间主任，按程序申请验证
6	人员	1.进入生产区的人员应按规定进行洗手、更衣，必要时可对洁净区人员进行更衣确认试验； 2.一般生产区生产人员按标准着普区工作服； 3.毒性中药饮片生产人员按规定着该区域防护工作服、口罩、手套等； 4.D级区生产人员按标准着D级洁净工作服； 5.洁净区操作间人数在规定范围内； 6.各操作区（室）人员是受权进入该区域的人员	1.责令不符合规范的人员立即退出生产区； 2.对相关人员重新进行培训，考核合格后方可上岗； 3.责令不是本操作区域的人员退出操作区
7	标准文件	1.指导性文件为经批准的现行版本； 2.相关文件、记录完整齐全，是本班次必需的； 3.领取本班生产用批生产指令/记录	1.撤离无关、失效的文件； 2.准备必需的文件、记录
8	物料	1.核对品名、规格、批号或编号、数量、质量信息、来源信息等与生产指令一致； 2.检查物料内在质量符合该产品和该工序生产要求	停止生产，通知车间主任按程序处理

（三）变更状态标志

（1）检查合格后，撤消操作间等“已清洁”“已清场”状态。

（2）在操作间挂上生产状态标志牌并注明品名、生产批号、生产日期、工序等。

（3）撤消设备设施“待运行”“已清洁”状态。

（四）操作记录

依据记录文件填写要求，填写生产记录文件的生产前检查与记录部分。

生产前检查与准备记录（以提取、浓缩岗位为例）

产品名称			规 格		产品批号		批量	
操作日期	年　月　日		班次		工艺规程编号			
生产前检查与准备	检查项目				确认结果			
	确认提取、浓缩岗位有清场合格证并在有效期内，确认工器具、设备处于“已清洁”及“待运行”状态。				□已确认			
	确认需用仪器、仪表有校验合格证且在有效期内				□已确认			
	确认岗位相应文件和记录齐全				□已确认			
	确认已更换生产状态牌、设备状态牌；操作间编号				□已确认			
	备注：已确认请确认人在确认结果项的方框里打“√”				确认人：		复核人：	

五、评价反馈

（一）工作评价表

序号	评价内容	评价标准	学生自评（A/B/C）	教师总评
1	生产前检查	1）检查内容全面，无误		
		2）能对检查结果不合格按规范要求处理		
2	生产前准备	1）能按要求检查技术文件准备齐全，无误		
		2）能按要求检查设施设备齐全，生产现场准备等符合生产要求的规定		
		3）能按要求检查车间原辅料及中间产品等物料准备复核符合规定		
3	职业素养意识	1）能严格遵守GMP对前处理工作岗位的规范要求		
		2）能思考岗位生产前检查准备过程中影响药品质量安全的因素		

（二）车间组长点评

（三）学习质量反馈意见

任务2-2　岗位生产记录的填写

一、任务书

工作指令：根据中药制剂前处理相关岗位操作规程的生产记录要求和工作实地见习，模拟填写生产记录，模拟填写《原辅料领料记录》《提取浓缩岗位生产记录》《浸膏干燥岗位生产记录》。

二、获取资讯

生产记录主要包括岗位操作记录、批生产记录和批包装记录，是一个批次药品生产过程的完整记录。凡是生产的药品都必须有完整的生产记录，必须真实地反映出批生产作业的情况和其他有关情况。

生产记录由车间工艺员根据工艺规程、岗位标准操作法及操作要点和技术参数等内容进行设计编制，由生产部会同质量部审定，经生产部部长批准后方可印刷使用，并留样存档。

1. 岗位操作记录

岗位操作记录由岗位操作人员填写，岗位负责人或岗位工艺员审核并签字；岗位操作记录应及时填写、字迹清晰、内容真实、数据完整，并由操作人员和复核人员签字。填写出现差错时，不得撕毁和任意涂改，在填写错误处画一横线，更改人在更改处签字。

复核岗位操作记录时，必须按岗位操作要求复核；将记录内容与工艺规程对照复核；上下工序、成品记录中的数量、质量、批号、桶号必须一致，正确；对生产记录中不符合要求的填写方法，必须由填写人更正并签字。

2. 批生产记录

批生产记录由岗位操作员工分段填写，生产部门技术人员汇总，生产部门有关负责人审核并签字。跨车间的产品由各车间分别填写，由厂技术部门指定专人汇总、审核并签字后送质量管理部门。成品发放前，厂质量管理部门审核批生产记录并签字。

批生产记录要保持整洁，不得撕毁和任意涂改，若发现填写错误，应按规定程序更改，发现异常情况需查明原因，并作出合理说明和详细记录，经办人和复核人要签名。批生产记录必须妥善保管，慎防遗失；批生产记录档案由厂技术部门保存至产品有效期后一年；未规定有效期的药品，批生产记录应保存三年。

3. 批包装记录

批包装记录是该批产品包装全过程的完整记录。批包装记录可单独设置，也可作为批生产记录的组成部分。其管理和填写同批生产记录。

三、问题引导

1. 中药制剂前处理岗位主要有哪些记录需要及时填写？

____

____

____

2. 领料记录包含哪些要点？称量记录包含哪些要点？

____

____

____

3. 对比各岗位生产记录有何异同？举例说明。

____

____

____

4. 车间岗位操作在制剂前处理生产前有哪些内容需要检查记录？

____

____

____

5. 岗位生产记录的内容填写需要注意的主要细节要求包含哪些？

四、任务实施

原辅料领料记录

品名		规格		批投料量		批号	
产地		领料日期	年　月　日		工艺规程编号		

操作过程	操作简述	检查结果
检查确认	检查确认领用原辅料的质量状态与有效期，是否有合格状态标识及物料放行通知单，是否在有效期内。	符合规定□
	检查确认领用原辅料外包装情况，有无发霉、受潮、破损等异常情况，物料标识是否完好、物料外观性状是否符合要求、原辅料标签是否清晰。	符合规定□
	检查确认运输工具、垫仓板及专用容器等清洁且符合领取原辅料的包装贮存要求。	符合规定□
	确认需用衡器有校验合格证且在有效期内。	符合规定□
	确认现场的文件、标识、状态标志等符合本工序的要求。	符合规定□
	备注：检查结果项符合规定在方框里打“√”；不符合规定在方框里打“×”；衡器的确认需要双人复核，其中包括称量的独立复核人。检查人：　　　复核人：	
按《领料操作规程》《称量、复核操作规程》执行		

领料	名称	规格	物料代码	编号或批号	件数	数量(kg)
	领料人：　　　复核人：　　　QA签字：					

称量复核	操作：根据产品批生产指令，领取原辅料，原辅料仓库保管员发放过程中进行称量复核，一人称量、一人单独复核并填写称量记录。确认无误后，计算净重；计算公式：总净重=总毛重-皮重/件*件数。 电子台秤编号：＿＿＿＿＿＿					
	原辅料名称	皮重/件(kg)	件数	总毛重(kg)	总净重(kg)	物料去向
	称量人：　　　复核人：　　　QA签字：					

相对称量误差(≤1%)	计算公式：(最小感量值/所称物料最小重量)*100%			台秤最小感量值：
	相对称量误差	最大值：	偏差	□正常　□异常
			称量读数	□正常　□异常

操作人：　　　复核人：　　　QA：
备注：称量记录附后

称量记录

日期：　　年　　月　　日

<table>
<tr><td colspan="2">品名</td><td></td><td>规格</td><td colspan="4"></td><td>批号</td><td colspan="3"></td></tr>
<tr><td colspan="2">称量物料名称</td><td></td><td>进厂编号</td><td colspan="2"></td><td>产地</td><td></td><td></td><td>岗位</td><td colspan="2"></td></tr>
<tr><td rowspan="2">相对称量误差</td><td>范围</td><td>衡器编号</td><td>最小感量值</td><td colspan="4">相对称量误差值</td><td colspan="4">结果</td></tr>
<tr><td>± 1%</td><td></td><td></td><td colspan="4"></td><td colspan="4">符合□不符合□</td></tr>
<tr><td colspan="12">计算公式：相对称量误差=（最小感量值/所称物料最小重量）*100%</td></tr>
<tr><td colspan="12">称量记录（重量单位：kg□　　g□）</td></tr>
<tr><td>序号</td><td>1</td><td>2</td><td>3</td><td>4</td><td>5</td><td>6</td><td>7</td><td>8</td><td>9</td><td colspan="2">10</td></tr>
<tr><td>重量</td><td></td><td></td><td></td><td></td><td></td><td></td><td></td><td></td><td></td><td colspan="2"></td></tr>
<tr><td>序号</td><td>11</td><td>12</td><td>13</td><td>14</td><td>15</td><td>16</td><td>17</td><td>18</td><td>19</td><td colspan="2">20</td></tr>
<tr><td>重量</td><td></td><td></td><td></td><td></td><td></td><td></td><td></td><td></td><td></td><td colspan="2"></td></tr>
<tr><td>序号</td><td>21</td><td>22</td><td>23</td><td>24</td><td>25</td><td>26</td><td>27</td><td>28</td><td>29</td><td colspan="2">30</td></tr>
<tr><td>重量</td><td></td><td></td><td></td><td></td><td></td><td></td><td></td><td></td><td></td><td colspan="2"></td></tr>
<tr><td>序号</td><td>31</td><td>32</td><td>33</td><td>34</td><td>35</td><td>36</td><td>37</td><td>38</td><td>39</td><td colspan="2">40</td></tr>
<tr><td>重量</td><td></td><td></td><td></td><td></td><td></td><td></td><td></td><td></td><td></td><td colspan="2"></td></tr>
<tr><td>序号</td><td>41</td><td>42</td><td>43</td><td>44</td><td>45</td><td>46</td><td>47</td><td>48</td><td>49</td><td colspan="2">50</td></tr>
<tr><td>重量</td><td></td><td></td><td></td><td></td><td></td><td></td><td></td><td></td><td></td><td colspan="2"></td></tr>
<tr><td>序号</td><td>51</td><td>52</td><td>53</td><td>54</td><td>55</td><td>56</td><td>57</td><td>58</td><td>59</td><td colspan="2">60</td></tr>
<tr><td>重量</td><td></td><td></td><td></td><td></td><td></td><td></td><td></td><td></td><td></td><td colspan="2"></td></tr>
<tr><td>序号</td><td>61</td><td>62</td><td>63</td><td>64</td><td>65</td><td>66</td><td>67</td><td>68</td><td>69</td><td colspan="2">70</td></tr>
<tr><td>重量</td><td></td><td></td><td></td><td></td><td></td><td></td><td></td><td></td><td></td><td colspan="2"></td></tr>
<tr><td>序号</td><td>71</td><td>72</td><td>73</td><td>74</td><td>75</td><td>76</td><td>77</td><td>78</td><td>79</td><td colspan="2">80</td></tr>
<tr><td>重量</td><td></td><td></td><td></td><td></td><td></td><td></td><td></td><td></td><td></td><td colspan="2"></td></tr>
<tr><td>序号</td><td>81</td><td>82</td><td>83</td><td>84</td><td>85</td><td>86</td><td>87</td><td>88</td><td>89</td><td colspan="2">90</td></tr>
<tr><td>重量</td><td></td><td></td><td></td><td></td><td></td><td></td><td></td><td></td><td></td><td colspan="2"></td></tr>
<tr><td>序号</td><td>91</td><td>92</td><td>93</td><td>94</td><td>95</td><td>96</td><td>97</td><td>98</td><td>99</td><td colspan="2">100</td></tr>
<tr><td>重量</td><td></td><td></td><td></td><td></td><td></td><td></td><td></td><td></td><td></td><td colspan="2"></td></tr>
<tr><td colspan="4">单包装皮重：</td><td colspan="4">包装件数：</td><td colspan="4">总皮重：</td></tr>
<tr><td colspan="4">称量人：</td><td colspan="4">复核人：</td><td colspan="4">QA签字：</td></tr>
<tr><td colspan="12">备注：</td></tr>
</table>

提取浓缩岗位生产记录

产品名称		规格		批号/生产编号	
计划产量		生产时间：____年____月____日____时至：____年____月____日____时			

操作步骤	工艺要求及操作记录		操作人	检查/复核人
1.生产前检查	是否有生产指令。	有 □ 无 □	——	
	生产现场有“清场合格证”（副本）并在有效期内。	符合规定□ 不符合规定□		
	设备有“已清洁”和“完好”标记并在有效期内。	符合规定□ 不符合规定□		
	计量器具应有“检定合格证”并在检定有效期内。	符合规定□ 不符合规定□		
2.状态标记替换	用“正在生产”替换“已清洁”标志。	已替换□ 无替换□		

3.核对物料	物料名称	处方量（kg）	物料编号	化验单号	领用数量（kg）	操作人	检查/复核人

4.提取	操作参数	提取次数	加水量（L）	蒸汽压力（MPa）	沸腾时间	出液时间	药液量（L）	操作人	检查/复核人
	加水浸泡30分钟，水提三次，每次加水12倍量，每次煮沸2小时。								

5.浓缩	双效浓缩罐控制项目	蒸汽压力（MPa）	真空度（—MPa）	温度（℃）	浓缩起止时间		操作人	检查/复核人
					起	止		
	一效							
	二效							
	出膏量（kg）		出膏率（%）		比重（60℃）			
	出膏率计算公式=出膏量（kg）÷领用药材量（kg）×100%							

操作步骤	工艺要求及操作记录			操作人	检查/复核人
6.中间产品移交	工序交接人分别复核，无误后交接人签字。	件数：共____件 总数量：____kg	移交工序复核 □ 接收工序复核 □		
7.清场及检查	清除生产现场与本批生产有关的物品。	符合规定 □ 不符合规定 □			
	工作区域清洁、消毒。	符合规定 □ 不符合规定 □			
	生产设备清洁、消毒。	符合规定 □ 不符合规定 □			
	称量器具、工具清洁、消毒。	符合规定 □ 不符合规定 □			
	卫生洁具清洁、存放。	符合规定 □ 不符合规定 □			
	用“已清洁”替换“正在生产”标志。	已替换 □ 无替换 □			
	车间检查情况： 检查人：	质监员检查情况： 质监员：			
8.工艺查证	检查生产过程和记录符合规定。	符合 □ 不符合 □		——	
备注					

浸膏干燥岗位生产记录（真空干燥为例）

<table>
<tr><td>产品名称</td><td colspan="3"></td><td colspan="2">规格</td><td></td><td colspan="2">批号/生产编号</td><td></td></tr>
<tr><td>计划产量</td><td colspan="2"></td><td colspan="7">生产时间：___年___月___日___时至：___年___月___日___时</td></tr>
<tr><td>操作步骤</td><td colspan="7">工 艺 要 求 及 操 作 记 录</td><td>操作人</td><td>检查/复核人</td></tr>
<tr><td rowspan="4">1.生产前检查</td><td colspan="4">是否有生产指令。</td><td colspan="3">有 □　无 □</td><td rowspan="4">——</td><td rowspan="4"></td></tr>
<tr><td colspan="4">生产现场有“清场合格证”（副本）并在有效期内。</td><td colspan="3">符合规定 □ 不符合规定 □</td></tr>
<tr><td colspan="4">设备有“已清洁”和“完好”标记并在有效期内。</td><td colspan="3">符合规定 □ 不符合规定 □</td></tr>
<tr><td colspan="4">计量器具应有“检定合格证”并在检定有效期内。</td><td colspan="3">符合规定 □ 不符合规定 □</td></tr>
<tr><td>2.状态标记替换</td><td colspan="4">用“正在生产”替换“已清洁”标志。</td><td colspan="3">已替换□　无替换□</td><td></td><td></td></tr>
<tr><td rowspan="2">3.核对物料</td><td colspan="4">物料名称</td><td colspan="3">接收数量（kg）</td><td rowspan="2"></td><td rowspan="2"></td></tr>
<tr><td colspan="4"></td><td colspan="3"></td></tr>
<tr><td rowspan="9">4.浸膏干燥</td><td rowspan="7">真空干燥箱干燥浸膏，每盘均匀分摊稠膏。温度70~80℃，真空度0.06~0.08MPa</td><td>分次干燥</td><td>干燥开始时间</td><td>温度（℃）</td><td>真空度（-MPa）</td><td>干燥结束时间</td><td>干膏量（kg）</td><td rowspan="9"></td><td rowspan="9"></td></tr>
<tr><td>1</td><td></td><td></td><td></td><td></td><td></td></tr>
<tr><td>2</td><td></td><td></td><td></td><td></td><td></td></tr>
<tr><td>3</td><td></td><td></td><td></td><td></td><td></td></tr>
<tr><td>4</td><td></td><td></td><td></td><td></td><td></td></tr>
<tr><td>5</td><td></td><td></td><td></td><td></td><td></td></tr>
<tr><td colspan="4">干膏量合计：</td><td colspan="2">收率：　%</td></tr>
<tr><td colspan="7">收率计算公式＝干膏量（kg）÷ 领用净药材量（kg）×100%</td></tr>
<tr><td colspan="7"></td></tr>
<tr><td rowspan="2">5.中间产品移交</td><td colspan="3" rowspan="2">工序交接人分别复核，无误后交接人签字。</td><td colspan="2" rowspan="2">件数：共___件
总数量：___kg</td><td colspan="2">移交工序复核 □</td><td rowspan="2"></td><td rowspan="2"></td></tr>
<tr><td colspan="2">接收工序复核 □</td></tr>
<tr><td rowspan="7">6.清场及检查</td><td colspan="4">清除生产现场与本批生产有关的物品。</td><td colspan="3">符合规定□　不符合规定 □</td><td rowspan="7"></td><td rowspan="7"></td></tr>
<tr><td colspan="4">工作区域清洁、消毒。</td><td colspan="3">符合规定 □　不符合规定 □</td></tr>
<tr><td colspan="4">生产设备清洁、消毒。</td><td colspan="3">符合规定 □　不符合规定 □</td></tr>
<tr><td colspan="4">称量器具、工具清洁、消毒。</td><td colspan="3">符合规定 □　不符合规定 □</td></tr>
<tr><td colspan="4">卫生洁具清洁、存放。</td><td colspan="3">符合规定 □　不符合规定 □</td></tr>
<tr><td colspan="4">用“已清洁”替换“正在生产”标志。</td><td colspan="3">已替换 □　无替换 □</td></tr>
<tr><td colspan="4">车间检查情况：

检查人：</td><td colspan="3">质监员检查情况：

质监员：</td></tr>
<tr><td>7.工艺查证</td><td colspan="4">检查生产过程和记录符合规定。</td><td colspan="3">符合 □　不符合 □</td><td>——</td><td></td></tr>
<tr><td>备注：</td><td colspan="9"></td></tr>
</table>

车间能量站

记录文件填写要求

1. 记录由各项活动的直接操作者或执行者负责填写，不得由他人替代。

2. 记录文件的必须及时填写，在生产和质量管理活动完成，离开工作现场以前，必须完成记录文件的填写和交接。

3. 记录文件的填写字迹应当清晰、易读，不易擦除，书写工整。

4. 记录文件填写完成，填写人、复核人必须将自己的姓名全称填写在指定位置。

5. 记录应当保持清洁，不得撕毁和任意涂改。记录填写的任何更改都应当签注姓名和日期，并使原有信息仍清晰可辨，必要时，应当说明更改的理由。

6. 字迹清晰，使用签字笔或圆珠笔填写，不得使用铅笔填写。

7. 按表格内容填写齐全，不得留有空格，如无内容填写时要用“—”或“\”表示，内容与上项相同时应重复抄写，不得用“....”或“同上”表示。对不明确的栏目，应向有关部门咨询，弄清填写内容或表示方法后再填写。

8. 品名应写全名，不得简写。

9. 填写日期一律横写，不得简写，日期由“年份－月－日”组成，如2019年3月1日表示为2019年3月1日或2019.3.1，不得写成“1/3”“11/3”等形式。

10. 记录应有专人复核，复核人为本工序负责人或部门负责人，对不符合填写方法的记录，复核人应监督填写人更正。

11. 采用生产和检验设备自动打印的记录、图谱和曲线图等，并标明产品或样品的名称、批号和记录设备的信息，操作人应当签注姓名和日期。

12. 使用电子数据处理系统的，只有经授权的人员方可输入或更改数据，更改和删除情况应当填写“*****系统更改和删除数据记录”；使用密码或其他方式来控制系统的登录；关键数据输入后，应当由他人独立进行复核。

五、评价反馈

（一）工作评价表

序号	评价内容	评价标准	学生自评（A/B/C）	教师总评
1	工作准备	1）能学习“知识准备”的内容		
		2）能按人员进出生产区管理规程进出车间		
2	管理要求	1）能读懂岗位操作规程、产品工艺规程等技术文件		
		2）能按管理要求完成生产前检查、跟岗见习填写生产记录		
		3）能按管理要求完成清场、填写清场记录		
3	职业素养意识	1）能主动严格遵守GMP对前处理工作岗位的规范要求		
		2）能主动思考岗位生产过程中影响药品质量安全的因素		

（二）车间组长点评

____

____

（三）学习质量反馈意见

____

____

任务 2–3　岗位车间的清场

一、任务书

工作指令：根据中药制剂前处理实训车间清场管理制度（见附录），完成清场并填写清场记录。

二、获取资讯

中药制剂前处理各工序在更换产品、规格、批号时都必须严格按清场管理制度进行清场，并填写清场记录。清场范围包括生产场地、设备、容器具、物料、状态标识等。清场记录内容包括工序、品名、生产批号、清场日期、检查项目、结果、清场人及复查人签名。清场一般情况按如下操作。

（1）由操作人员填写“待清洁”标示牌两块，一块挂在操作间门上，一块挂在主要设备上。

（2）将本批产品剩余物料退仓，按剩余物料退料操作规程进行操作。

（3）清点中间产品，贴上中间产品标签，将中间产品送至中间站，按中间站管理办理交接。

（4）将废弃物清离现场，送至废弃物定点处，将废弃物容器清洗干净，按废弃物处理、清洁规程进行操作。

（5）必须将与下续产品无关的文件清离现场。

（6）设备、管道清洗干净，按各设备管道清洁操作规程操作，设备内外无油垢、干净、无物料遗留物。顶棚、灯具、进排风口、墙壁、门窗、地面，按清洁规程进行清洁，做到无积水、无积尘、无药液、无粉渣。清洁工具按各生产区清洁工具清洁规程清洁，已清洁的清洁工具置洁具间，挂“已清洁”标识。

（7）清洁完毕，先由操作人员自检，再由班长检查，后由质管员检查，检查合格后发《清场合格证》，由操作人员取下“待清洁”牌，换上“已清洁”牌。

（8）《清场合格证》正本并入本批生产记录中，副本挂在门旁，作为下批生产的凭证。

三、问题引导

1. GMP对生产车间清场有哪些要求？清场管理制度主要从哪些方面制定？

____

____

____

2. 清场一般程序是什么？

____

____

____

四、任务实施

1. 阅读中药制剂前处理实训车间清场管理制度（见附录）。

2. 按照要求完成清场工作，填写清场记录。

清场工作记录（仅供参考）

<table>
<tr><td colspan="2">工　序</td><td>清场前产品名称</td><td colspan="2">清场前产品批号</td><td>清场日期</td></tr>
<tr><td colspan="2"></td><td></td><td colspan="2"></td><td></td></tr>
<tr><td colspan="3" rowspan="2">清场项目</td><td colspan="2">检查情况</td><td rowspan="3">清场人：</td></tr>
<tr><td>已清</td><td>未清</td></tr>
<tr><td colspan="3">1. 生产实训设备是否清洗干净</td><td></td><td></td></tr>
<tr><td colspan="3">2. 多余尾料废弃物是否清除</td><td></td><td></td><td rowspan="2">复核人：</td></tr>
<tr><td colspan="3">3. 工具、器具、容器等是否清洗</td><td></td><td></td></tr>
<tr><td colspan="3">4. 地面、门窗、内墙是否清扫</td><td></td><td></td><td rowspan="6">检查意见：</td></tr>
<tr><td colspan="3">5. 灯管、排风管道表面、开关箱外壳是否清理</td><td></td><td></td></tr>
<tr><td colspan="3">6. 包装材料是否清除</td><td></td><td></td></tr>
<tr><td colspan="3">7. 标签、说明书、合格证、中、小盒是否清理</td><td></td><td></td></tr>
<tr><td rowspan="4">其他项目</td><td colspan="2"></td><td></td><td></td></tr>
<tr><td colspan="2"></td><td></td><td></td></tr>
<tr><td colspan="2"></td><td></td><td></td><td rowspan="2">实训中心监督员：</td></tr>
<tr><td colspan="2"></td><td></td><td></td></tr>
<tr><td colspan="6">备注：</td></tr>
</table>

注：其他项目根据各工序具体情况填写，检查情况栏目中用“　”或“---”表示。

续表

清场前产品品名__________　　批号__________ **清场合格证** 清 场 者__________　　复 核 者__________ 清场日期__________　　实训中心监督员__________ 签发人__________　　____年____月____日

能力拓展

清场种类

1. 班前清场

生产前对上班次的“已清场”状态进行检查、确认，特殊情况下对失效状态下的全部或部分进行重新清场，并记录。在清场有效期内，下班次生产前，只对“已清场”状态进行确认、检查、记录，一般无须进行重新清场。

2. 班中清场

当班连续生产，同品种生产结束进行下一批次的生产前进行清场，只需QA人员现场进行确认。班中清场顺序：按照“先移物料，再清场清洁，最后检查确认”的步骤，优化清场与清洁程序，确保清场与清洁效果。

3. 班后清场

生产结束后恢复“已清场”状态的操作，并进行检查、确认，设置“已清场”状态，记录。清场顺序按照“先清场，再清洁，最后再次清场”的步骤，清洁与消毒按照“先清洁，后消毒”“先环境，再设施；先上部、外部，再下部、内部”的步骤，优化清场与清洁程序，确保清场与清洁效果

4. 特殊情况下的清场：是指种种原因所致的“已清场”状态失效、未达到清场标准等情况下的清场操作。按照班后清场程序重新清场，至重新获得“清场合格证”，符合要求方可进行生产操作。包括但不限于：①转换品种的加工；②超过有效期；③设施故障，生产中止、或终止时；④QA人员认为存在质量风险时，终止清场有效期的；⑤其它可能影响产品质量的情形。

五、评价反馈

（一）工作评价表

序号	评价内容	评价标准	学生自评（A/B/C）	教师总评
1	工作准备	1）能学习“知识准备”的内容		
		2）能按人员进出生产区管理规程进出车间		
2	管理要求	1）能读懂岗位操作规程、产品工艺规程等技术文件		
		2）能按管理要求完成生产前检查、填写生产记录		
		3）能按管理要求完成清场、填写清场记录		
3	职业素养意识	1）能主动严格遵守GMP对前处理工作岗位的规范要求		
		2）能主动思考岗位生产过程中影响药品质量安全的因素		

（二）车间组长点评

（三）学习质量反馈意见

模块二　中药制剂前处理生产实践

工作情境三　干燥

工作目标

1. 掌握中药材干燥的生产流程及生产要求；熟悉受潮板蓝根干燥的生产质量控制要点；了解中药材干燥其他常见方法与设备。

2. 会规范操作电子秤、电热烘箱等设备完成对受潮板蓝根的干燥；能对受潮板蓝根干燥中出现的问题进行分析，并提出解决方法。

3. 树立药品质量安全意识，增强中药制剂前处理岗位责任意识，具有继续学习的能力和高尚的职业操守。

任务3　板蓝根药材的干燥

一、任务书

生产指令： 板蓝根药材易吸潮，在制剂前需进行适当干燥控制含水量在合格范围内，保障制剂安全和质量。

批生产指令单

批生产指令单号：

产品名称		规　格		产品批号	
生产周期				工艺规程编号	
批　量		依　据			

名称	物料代码	单位	领料量	备注

续表

制表人：	制表日期：	年	月	日
车间主管：	签发日期：	年	月	日
质量管理部QA主管：	审核日期：	年	月	日

二、获取资讯

（一）中药干燥简介

干燥是中药制剂生产中不可缺少的单元操作，广泛用于药剂辅料、原料药、中间体以及成品等对象。凡是借助加热使物料中湿分蒸发或借助冷冻使物料中的水结冰后升华而被除去的单元操作，称为干燥。用于供热或冷冻干燥的设备称为干燥器。

干燥操作的目的是除去某些固体原料、半成品或成品中的水分或溶剂，以便于贮存、运输、加工和使用，提高药物的稳定性，保证药物质量。在工业生产中，其工艺多是先用机械法最大限度地去除固体物料中的湿分，再用干燥法除去剩余的湿分，最后得到合格的固体产品。

由于中药材及制剂生产中被干燥物料的性质、预期干燥程度、生产条件等差异，所采用的干燥方法也不尽相同。常见的干燥方法有真空干燥(或称减压干燥)、气流干燥、流化床(沸腾)干燥、喷雾干燥、冷冻干燥等。中药干燥有中药材的干燥和生产中成药过程中半成品、成品的干燥。

（二）干燥在中药前处理中的应用

1. 中药材及中药饮片

原料药材如中药材、中药饮片等干燥。小批量生产可以采用烘箱干燥，大生产可选用烘房干燥、带式干燥、远红外干燥、微波干燥等。

同时，远红外干燥技术和微波干燥技术还用于中药材、中药饮片的灭菌。

2. 中药浸膏

（1）中药提取液的浓缩干燥。如中药注射剂原液，可经过喷雾干燥或冷冻干燥后，制成粉针剂。

（2）中药提取物浸膏需要将浸膏进一步干燥成干膏，以便粉碎制粒，用于生产片剂、颗粒剂、胶囊剂等口服固体制剂。可以根据浸膏的用量和性质（如相对密度、黏度、流动性热敏性以及是否会起泡、结晶等）、浓缩要求(如浓缩比)以及设备条件等情况，选择适宜的干燥方法和设备。常用的有真空干燥、喷雾干燥、滚筒干燥等。

三、问题引导

1. 中药干燥方法有哪几种，以不同生产单元为例，该过程最常用干燥方法的是哪种？

2.中药干燥的目的和要求是什么?

3.中药材、中药饮片和中成药的干燥过程控制要点有什么异同?

4.板蓝根干燥的含水量、时间和温度等控制有什么要求?

5.干燥设备的使用注意事项有哪些(以烘箱为例),如何操作?

四、任务实施

(一)操作流程

受潮药材 → 放入烘盘 → 放入烘箱 → 加热鼓风 → 干燥

(二)操作过程及工艺条件

1.生产前准备

操作人员的个人卫生应符合规定，穿戴工作服；检查生产区域、设备、容器清洁是否符合规定，是否有《清场合格证》；阅读生产指令，准备原辅料，检查原辅料包装、品名、规格、数量、质量，并由QA签字后接收；悬挂生产状态牌。

2.生产操作

将板蓝根平铺于敞开式烘箱内，铺料厚度15~20cm，控制蒸汽压力，保持干燥温度为60~80℃，温度达到60℃时，开始计时，干燥1.5~2小时，每30分钟翻动一次；待药材干燥达到工艺要求后，关闭蒸汽，继续送风，降至常温后，用洁净周转箱盛装，称量，贴《物料签》，备用。

3. 质量评价

质量控制：药材含水量。

药材含水量符合有关要求，经质量管理部门检查签发“中间产品放行审核单”，可以递交下道工序。

4. 清场

严格执行生产单位的《清场管理制度》《生产区清洁消毒规程》《生产区容器、器具清洁消毒规程》等清场相关文件。

5. 记录

操作结束后及时填写设备运行记录、清场记录、生产记录等相关文件。

干燥生产记录Ⅰ

		规格		批投料量		批号	
产地		生产日期	年 月 日至 年 月 日				
操作间名称		操作间编号		工艺规程编号			

	操作简述	检查结果	填写说明及签名
生产前检查	确认干燥操作间、设备与设施、工器具、工作台面，清洁、无上批遗留物；现场留存有上批《清场合格证》(副本)，且在有效期内。	符合规定□	检查结果符合规定在方框里打“√”；不符合规定在方框里打“×”。衡器的确认需要双人复核，其中包括称量的独立复核人。 检查人： 复核人：
	确认工器具、设备处于“已清洁”，及“待运行”状态。	符合规定□	
	确认需用衡器有校验合格证且在有效期内。	符合规定□	
	确认岗位相应文件、状态标识和记录齐全并受控。	符合规定□	
	确认已更换生产状态牌、设备状态牌。	符合规定□	
	确认已开启除尘设备。	符合规定□	

			名称	型号	编号
物料复核	物料名称：__________ 物料数量(件)：________ 物料状态标识是否齐全；□齐全 □不齐全。 复核人：	设备设施			

工艺要求简述	按《干燥操作规程》《HX-4敞开式烘箱烘箱操作规程》《______工艺规程》干燥项下执行； 描述：____________________

操作记录						
根据要求设定干燥温度饮片，在方框里打“√”；□60～80℃ □≤60℃						
干燥	设备编号					
	铺盘厚度	cm	cm	cm	cm	cm
	干燥温度	℃	℃	℃	℃	℃
	翻动频率	min/次	min/次	min/次	min/次	min/次
	第一次翻动时间					
	第二次翻动时间					
	第三次翻动时间					
	干燥起止时间	日 时 分至 日 时 分	日 时 分至 日 时 分	日 时 分至 日 时 分	日 时 分至 日 时 分	日 时 分至 日 时 分
操作人：		复核人：		QA签字：		
备注：						

干燥生产记录Ⅱ

品名		规格		批投料量		批号	
产地		生产日期	年　月　日至　年　月　日				
操作间名称		操作间编号		工艺规程编号			

干燥温度监控记录

干燥过程每隔30分钟监控一次温度并记录，确认温度是否符合工艺要求。根据产品工艺规定选择干燥温度，并在方框里打“√”干燥温度要求：□60～80℃　□≤60℃

设备编号：		设备编号：		设备编号：		设备编号：		设备编号：	
时间	温度	时间	温度	时间	温度	时间	温度	时间	温度
	℃		℃		℃		℃		℃
	℃		℃		℃		℃		℃
	℃		℃		℃		℃		℃
	℃		℃		℃		℃		℃
	℃		℃		℃		℃		℃
	℃		℃		℃		℃		℃
	℃		℃		℃		℃		℃
	℃		℃		℃		℃		℃
	℃		℃		℃		℃		℃
	℃		℃		℃		℃		℃
□符合　□不符合		□符合　□不符合		□符合　□不符合		□符合　□不符合		□符合　□不符合	

操作人员；　　　　　　　现场QA签名：　　　　日期：　　年　　月　　日

收率	净选后药材重量（kg）	干燥后药材重量（kg）	收率（%）	计算公式：收率=干燥后药材重量/净选后药材重量*100%
				收率范围：＿＿＿＿＿＿；□符合□不符合

交接：干燥药材用洁净周转箱或物料桶装好，贴中间产品标签；递交下工序或中间站暂存。

干燥药材数量：＿＿＿＿＿＿kg共＿＿＿＿＿＿件；交至＿＿＿＿＿＿

交料人：　　　　　　　　　　　　接料人：

收集废弃物按《生产废弃物处理操作规程》执行，标识废弃物标签，转运至垃圾处理站或“危险废弃物”暂存处。

□符合规定 □不符合规定，处理方式：＿＿＿＿＿＿＿＿＿＿。转运人：

操作人： 复核人：	各项操作□符合规定□不符合规定；□可以□不可以进入下一工序。现场QA签名：　　　　日期：　　年　　月　　日

备注：

车间能量站

HX-4敞开式烘箱的标准操作程序

HX-4敞开式烘箱由接管、风机、加热介质热交换器等组成。采用常温空气经热交换器加热干燥，使其成为高温干燥热空气，通过风机作用，让热空气与物料进行热交换而达到干燥效果。

烘箱内装有网板，以满足不同大小物料烘干的要求。采用风机和大面积热交换器结构，散热效率高，降低了生产成本。敞开式烘干机最大特点是操作方便，可控温，预设风量风压，适用范围广、实用性强；卫生条件好，易清洗，易维护；物料接触部分为全不锈钢制作，符合GMP要求。具体参数如下：

项　目	单位	具体参数
设备型号	/	HX-4
消耗介质	/	蒸汽
生产能力	kg	100～400
烘干面积	㎡	4
温度控制	℃	常温至120℃
蒸汽耗量	kg/h	80
整机功率	kW	1.1
整机尺寸	mm	4500*2000*1200

1.开机准备

每班前，岗位操作人员应对烘箱内与生产无关物品进行清移；每班前，岗位操作人员应对烘车完整性进行检查，确保烘车完好；每班前，岗位操作人员应对蒸汽供给阀门进行通断检查，打开阀门，压力表示值上升，关闭后示值归零，为通断正常；每班前，岗位操作人员应对换热器所连接的冷凝水排水阀（疏水阀）进行检查或打开；

2.空机操作

完成各项检查后，可开始空载试车：

（1）开蒸汽阀门。

（2）接通电源，设定烘干温度。

（3）按下启动按键，观察风机转动方向是否与标识一致。

（4）设备开始自动加热。

（5）当设定温度达到后，观察温度是否继续上升（不受控制），如温度保持在误差范围内，为控制有效，则可停机进行带料生产。

3.生产操作

完成空载试机后，停止设备，待设备冷却后，开始进行物料装载：

（1）物料装载应均匀地平铺在烘箱内。

（2）完成平铺后，设定加热温度，启动风机。

（3）根据工艺需求，控制烘干时间。

4.完成操作

（1）达到工艺需求时间后，按下停止按键，设备停止加热。

（2）待物料冷却后，取出物料。

（3）关闭电源，开始烘箱清洁。

5.注意事项

（1）每班前必须进行蒸汽阀门通断测试，避免生产过程中发生意外情况时无法及时切断热源。

（2）物料装载过程中必须保持平铺，避免因物料堆积过厚使物料受热不匀。

（3）生产过程中发生物料过度干燥等情况时，应先立即关闭电源，同时关闭蒸汽阀门，待物料降温后，方可取出，以免过快取出造成热浪灼伤。

（4）换热器周围不得摆放任何物品，避免在持续加热过程中引发火灾。

能力拓展

（一）生产工艺管理要点

1.根据药物性质和工艺要求选用不同的干燥方法和干燥设备，但不得露天干燥。

2.除另有规定外，干燥温度一般不宜超过80℃，含挥发性物质的不超过50℃。

3.干燥设备及工艺的技术参数应经验证确认。

4.干燥设备进风口有适宜的过滤装置，出风口应有防止空气倒流的装置。

5.干燥后的药料应装入洁净的容器，每件容器均应附有标志，注明药材名称、编号、干燥批号、数量、规格、日期、操作者。

6.净药料经质量检验合格后交下一工序或入净料库。

（二）质量控制要点

包括以下要点：①加热温度；②干燥时间；③热风循环；④性状、水分、微生物限度；⑤定性、定量分析。

五、评价反馈

(一)工作评价表

序号	评价内容	评价标准	学生自评(A/B/C)	教师总评
1	干燥前准备	1)能学习“知识准备”的内容		
		2)能按人员进出生产区管理规程进出车间		
		3)能按要求完成生产前检查,填写检查记录		
2	干燥操作过程	1)能按标准操作规程完成干燥操作过程并填写生产记录		
		2)能按标准操作规程正确使用干燥相关设备(干燥箱)		
		3)干燥药材符合产品工艺要求		
		4)能正确分析、处理干燥过程中出现的问题		
3	干燥后清场	1)能按清场管理制度和设备清洁规程完成清场工作		
		2)能正确填写清场记录		

(二)车间组长点评

____

____

(三)产品质量反馈意见

____

____

工作情境四　灭菌

工作目标

1.掌握中药灭菌的生产流程及生产要求；熟悉中药灭菌的生产质量控制要点；了解中药灭菌其他常见方法与设备。

2.会规范操作蒸汽灭菌锅、中成药灭菌柜等设备完成中药的灭菌操作；能对灭菌操作中出现的问题进行分析，并提出解决方法。

3.树立药品质量安全意识，增强中药制剂前处理岗位责任意识，具有继续学习的能力和高尚的职业操守。

任务4　山药粉的灭菌

一、任务书

生产指令： 生产成方制剂（还少胶囊）所需中间产品灭菌山药粉，对山药粉进行灭菌处理，备用。

批生产指令单

批生产指令单号：

产品名称		规　格		产品批号	
生产周期				工艺规程编号	
批　　量		依　据			
名称	物料代码	单位	领料量	备注	
制表人：				制表日期：　　年　　月　　日	
车间主管：				签发日期：　　年　　月　　日	
质量管理部QA主管：				审核日期：　　年　　月　　日	

二、获取资讯

中药的灭菌法一般分为物理灭菌法与化学灭菌法两种。其中物理灭菌法是指利用温度、干燥、辐射等物理因素达到灭菌目的的方法。根据采用的介质的性质不同，物理灭菌法又可分为干热灭菌法、湿热灭菌法、紫外线灭菌法、微波灭菌法、辐射灭菌法以及过滤除菌法等。

（一）干热灭菌法

1. 干热灭菌原理

干热灭菌法是指利用火焰或干热空气（高速热风）进行灭菌的方法。其基本原理是利用火焰或干热空气（高速热风）对物质进行加热，破坏其中的蛋白质和核酸中的氢键，使核酸破坏、蛋白质变性或凝固、酶失去活性、微生物死亡，从而产生灭菌效果。

2. 常用方法

常用的干热灭菌方法可分为：火焰灭菌法、干热空气灭菌法、高速热风灭菌法、干热灭菌设备法等。

3. 常用设备

干热灭菌的主要设备可分为两大类：一类是间隙式，一类是连续式，制剂实际生产中以连续式使用较多。具体设备主要有烘箱、干热灭菌柜、隧道灭菌系统等。干热灭菌柜、隧道灭菌系统是制药行业用于对玻璃容器进行灭菌干燥工艺的配套设备，适用于经清洗后用盘装的方式进行灭菌干燥的安瓿瓶或其他玻璃容器。

（二）湿热灭菌法

1. 湿热灭菌原理

湿热灭菌法是指用饱和水蒸气、沸水或流通蒸汽进行灭菌的方法，由于蒸汽潜热大，穿透力强，容易使蛋白质变性或凝固，所以该法的灭菌效率比干热灭菌法高，是药物制剂生产过程中最常用的灭菌方法。

2. 常用方法

湿热灭菌法可分为：热压灭菌法、煮沸灭菌法、巴氏消毒法、流通蒸汽灭菌法和间歇蒸汽灭菌法等。

3. 常用设备

热压灭菌器：热压灭菌法是在热压灭菌器内进行的。热压灭菌器有密封端盖，可以使饱和水蒸汽不逸出，由于水蒸汽量不断增加，而使灭菌器内的压力渐渐增大，利用高压蒸汽杀灭细菌，是一种公认的可靠灭菌法。热压灭菌器的种类很多，但其结构基本相似。热压灭菌器应密闭耐压，有排气口、安全阀、压力表、温度计等部件。热源有饱和蒸汽，也有在灭菌器内加水，用煤、电或木炭加热的。

三、问题引导

1. 中药材灭菌的方法有哪些？

2. 中药材灭菌的操作程序可分为哪几步？

3. 高压蒸汽灭菌操作需要注意什么？

4. 使用中成药灭菌柜进行灭菌的适用范围是什么？如何操作？

5. 山药粉粉体有什么特点？选择何种灭菌方法？

四、任务实施

（一）操作流程

准备工作 → 灭菌操作 → 包装贮藏

（二）操作过程及工艺条件

1. 生产前准备

称取山药（粉）用于灭菌山药粉制备；称取山药粉按每罐投料量集中存放。分别称量配料操作要逐一复核，称量完毕，贴《物料签》按投料顺序、分罐集中管理，暂存配料间，备用。

2. 生产操作

（1）灭菌　对操作间、设备设施等检查、确认后，在灭菌前室将药粉铺平于不锈钢盘中（厚度14~16mm）置于灭菌柜内，控制蒸汽压力≤0.2MPa，温度达到115℃，开始计时，灭菌温度控制在115~118℃，灭菌时间30分钟，干燥20分钟。

（2）灭菌药粉　用WF40B万能粉碎机组粉碎过筛（60目），用三维运动混合机总混10分钟。总混药粉用洁净袋盛装，密封，贴物料签，中间站暂存，待验。

（3）灭菌检验　分别取上述灭菌前后样品各10g，按现行版《中国药典》通则“微生物限度检查法”进行灭菌前后微生物限度检查，计算灭菌率。

3.包装贮藏　略。

4.清场

严格执行生产单位的《清场管理制度》《生产区清洁消毒规程》《生产区容器、器具清洁消毒规程》等清场相关文件。

5.记录

操作结束后及时填写设备运行记录、清场记录、生产记录等相关文件。

山药粉灭菌记录

<table>
<tr><td>产品名称</td><td colspan="2">还少胶囊</td><td>规格</td><td>0.42g/粒</td><td>产品批号</td><td></td><td>批量</td><td>万粒</td></tr>
<tr><td>操作日期</td><td colspan="3">年　月　日</td><td>班次</td><td></td><td>工艺规程编号</td><td colspan="2">TS-09-015</td></tr>
<tr><td rowspan="8">生产前检查与准备</td><td colspan="5">检查项目</td><td>确认结果</td><td colspan="2">设备名称</td></tr>
<tr><td colspan="5" rowspan="2">确认灭菌岗位有清场合格证并在有效期内，确认工器具、设备处于“已清洁”，及“待运行”状态。</td><td rowspan="2">□已确认</td><td colspan="2">中成药灭菌柜</td></tr>
<tr><td colspan="2">设备型号</td></tr>
<tr><td colspan="5">确认岗位相应文件和记录齐全并受控。</td><td>□已确认</td><td colspan="2">YXQ.MG-215-Z</td></tr>
<tr><td colspan="5">确认需用仪表有校验合格证且在有效期内。</td><td>□已确认</td><td colspan="2">设备编号：</td></tr>
<tr><td colspan="5">确认已更换生产状态牌、设备状态牌。</td><td>□已确认</td><td colspan="2"></td></tr>
<tr><td colspan="5">确认物料名称、批号、状态标志齐全</td><td>□已确认</td><td colspan="2">操作间编号：</td></tr>
<tr><td colspan="8">备注：已确认请确认人在确认结果项的方框里打“√”　确认人：　复核人：</td></tr>
<tr><td colspan="9">操作：在灭菌前室将药粉铺平于不锈钢盘内(厚度14～16mm)置中药灭菌柜中灭菌，温度控制在115～118℃，灭菌30分钟，干燥20分钟。具体按《药粉灭菌岗位标准操作规程》《YXQ.MG-215-Z中成药灭菌柜使用标准操作规程》《YXQ.MG-215-Z中成药灭菌柜清洁标准操作规程》执行。</td></tr>
<tr><td colspan="2" rowspan="2">物料核对记录</td><td colspan="2">品名</td><td colspan="2">批号</td><td colspan="2">数量(a)</td><td>是否与批指令相符</td></tr>
<tr><td colspan="2"></td><td colspan="2"></td><td colspan="2">kg</td><td>是□　否□</td></tr>
<tr><td colspan="3">操作</td><td colspan="6">记　录</td></tr>
<tr><td colspan="2">项目</td><td>参数</td><td colspan="2">第1柜</td><td>第2柜</td><td>第3柜</td><td colspan="2">第4柜</td></tr>
<tr><td colspan="2">上料厚度</td><td>14～16mm</td><td colspan="2"></td><td></td><td></td><td colspan="2"></td></tr>
<tr><td colspan="2">蒸汽压力</td><td>≤0.2MPa</td><td colspan="2"></td><td></td><td></td><td colspan="2"></td></tr>
<tr><td colspan="2">升温时间</td><td>----</td><td colspan="2">起
止</td><td>起
止</td><td>起
止</td><td colspan="2">起
止</td></tr>
<tr><td colspan="2">灭菌温度</td><td>115~118℃</td><td colspan="2"></td><td></td><td></td><td colspan="2"></td></tr>
<tr><td colspan="2">灭菌时间</td><td>30分钟</td><td colspan="2">起
止</td><td>起
止</td><td>起
止</td><td colspan="2">起
止</td></tr>
<tr><td colspan="2">干燥时间</td><td>20分钟</td><td colspan="2">起
止</td><td>起
止</td><td>起
止</td><td colspan="2">起
止</td></tr>
<tr><td rowspan="2">交接</td><td colspan="5" rowspan="2">灭菌后山药粉用洁净盛装，做好物料状态标识，并送粉碎、总混工序。
损耗量（d）：______kg</td><td>交料人</td><td colspan="2">接料人</td></tr>
<tr><td></td><td colspan="2"></td></tr>
<tr><td colspan="9">操作人：　工序负责人：　QA：</td></tr>
<tr><td colspan="9">备注：</td></tr>
</table>

车间能量站

YXQ.MG-215-Z中成药灭菌柜的标准操作规程

1.准备工作

（1）更换设备状态标识牌，将原悬挂的“正常”标识牌更换为“运行”状态标识。

（2）每班使用前，应对设备电源开关（按钮）进行通断检查，以保证其良好的通断能力；每班使用前，进行打印装置检查，查看其打印纸张是否足够，其色条色泽是否良好；检查能源供给源（蒸汽、饮用水、纯化水、压缩空气、电源等），是否接通正常并有能源输出，各控制阀门是否正常。

（3）压缩空气正常供给范围须调节至0.4~0.7MPa；灭菌内室压力在启动前其压力应为0MPa；蒸汽源压力是否为0.4~0.6MPa；检查水源压力是否为0.15~0.3MPa。

（4）以上工作准备完毕，检查须灭菌物品，将待灭菌物品运送至灭菌车。

2.开机运行

（1）接通电源，进入系统的权限登录界面。

（2）按下“操作者登录”按钮，进入操作界面。

（3）按下“门操作”按钮，进入门操作界面。

（4）先按下“前门真空”按钮，再按下“开前门”按钮，用手将门打开。

（5）将待灭菌消毒物品运送至柜体内，先将门闭合到位，触摸屏门闭指示信号亮起，此时按下“关前门”按钮，将门关闭；然后待触摸屏门关指示信号亮起，再按下“前门密封”按钮，将设备密封到位。

（6）工艺员登录系统，进入工艺员界面，根据灭菌物品和灭菌工艺设置参数。

（7）工艺参数设置完成后，按下“操作界面”按钮，进入操作界面，操作人员根据灭菌物品的需要选择相应灭菌程序，待灭菌程序设置完成后，返回操作界面，按下“自动运行程序”按钮，进入自动程序界面，按下“启动”按钮，设备进行自动灭菌。

（8）待灭菌完成后，按下弹出图框界面中的“停止”按钮，返回操作界面，按步骤将柜门打开，取出物品（注意：开门取物或装载物品请注意防护，防止烫伤）。

3.操作结束

（1）操作结束，将灭菌产品取出，排除灭菌内室的沉积液体（水、破碎药液等），关闭排水阀门。

（2）关闭中成药灭菌柜总电源，将应急按钮旋至应急状态，再次使用前旋回正常状态。

（3）填写设备运行记录。

（4）清洁结束更换设备状态标识牌，将“运行”状态标识牌更换为“正常”状态标识；操作完毕须保持灭菌内室的干净、干燥。

4.注意事项

（1）灭菌过程中操作人员不得随意更换指定工艺程序参数，以免造成不必要的设备与物料损伤。

（2）在蒸汽加热开启的情况下，操作人员不得裸手触碰蒸汽管道、排水管道，以免遭烫伤。

（3）在进行触摸屏操作时，不得以尖锐、锋利的物品点击触摸屏，以免损伤触摸屏及其灵敏度。

（4）在非紧急情况下操作人员不得按下紧急停车按钮。

（5）在灭菌过程中操作人员，不得随意开启或关闭各阀门，避免造成机器故障。

（6）清洗设备时不得将水溅到电器元件上，以防短路。

五、评价反馈

（一）工作评价表

序号	评价内容	评价标准	学生自评（A/B/C）	教师总评
1	灭菌前准备	1）能学习“知识准备”的内容		
		2）能按人员进出生产区管理规程进出车间		
		3）能按要求完成生产前检查，填写检查记录		
2	灭菌操作过程	1）能按标准操作规程完成灭菌操作过程并填写生产记录		
		2）能按标准操作规程正确使用灭菌相关设备（灭菌锅）		
		3）灭菌药材符合产品工艺要求		
		4）能正确分析、处理灭菌过程中出现的问题		
3	灭菌后清场	1）能按清场管理制度和设备清洁规程完成清场工作		
		2）能正确填写清场记录		

（二）车间组长点评

____

____

（三）产品质量反馈意见

____

____

工作情境五　粉碎、过筛与混合

工作目标

1.掌握中药材粉碎、过筛、混合的生产流程及生产要求；熟悉中药材粉碎、过筛、混合的生产质量控制要点；了解中药材粉碎、过筛、混合的其他生产常见方法与设备。

2.会规范操作电子秤、粉碎机、旋振筛、混合筒（机）等设备完成对制剂药材原料粉的制备操作，能对穿心莲的粉碎及灭菌穿心莲粉的混合中出现的问题进行分析，并提出解决方法。

3.树立药品质量安全意识，增强中药制剂前处理岗位责任意识，具有继续学习能力和职业操守。

任务5-1　穿心莲的粉碎、过筛

一、任务书

生产指令：生产成方制剂（穿黄清热胶囊）所需中间产品穿心莲粉，对穿心莲饮片进行粉碎、过筛等处理，制备穿心莲粉，备用。

批生产指令单

批生产指令单号：

产品名称		规　格		产品批号	
生产周期				工艺规程编号	
批　量		依　据			
名称		物料代码	单位	领料量	备注
制表人：				制表日期：　年　月　日	
车间主管：				签发日期：　年　月　日	
质量管理部QA主管：				审核日期：　年　月　日	

二、获取资讯

（一）粉碎基础知识

1. 粉碎比

粉碎比(*n*)为固体药物粉碎前的粒径与粉碎后的粒径之比。粉碎比反映了物料的粉碎程度，是确定粉碎工艺及机械设备选型的重要参数。

$$n=D/d$$

式中，n为粉碎比；

D为粉碎前固体药料的粒径；

d为粉碎后固体药料的粒径。

2. 粉碎方法(图5-1-1)

在中药材的粉碎中，普遍采用物理方法制备粉体。物理粉碎中，根据粉碎过程中物料载体的种类不同，分为干法粉碎和湿法粉碎；根据物料在系统中的流动是否连续分为连续式粉碎和间歇式粉碎(批料粉碎)。

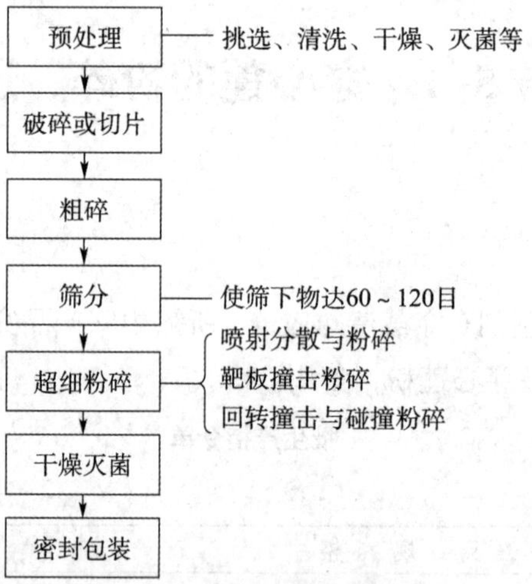

图5-1-1　药料粉碎流程

（二）中药的筛分设备

目前在药厂大批量生产中，多用粉碎、筛分、空气离析、集尘联动装置，以提高粉碎与过筛效率，保证产品质量。在小批量生产中常用的筛分设备主要有振动筛和旋动筛两类。

1. 振动筛

振动筛是利用机械或电磁方法使筛或筛网发生振动，依靠筛面振动及一定的倾角来满足筛分操作的机械。因为筛面做高频率振动，颗粒更易于接近筛孔，并增加了物粒与筛面的接触和相对运动，有效地防止筛孔的堵塞，因而单位筛面面积处理物料能力大，筛分效率较高。各种振动筛都是筛箱用弹性支承，依靠振动发生器使筛面产生振动进行工作。常见振动筛粉机示意图见图5-1-2、图5-1-3及图5-1-4。

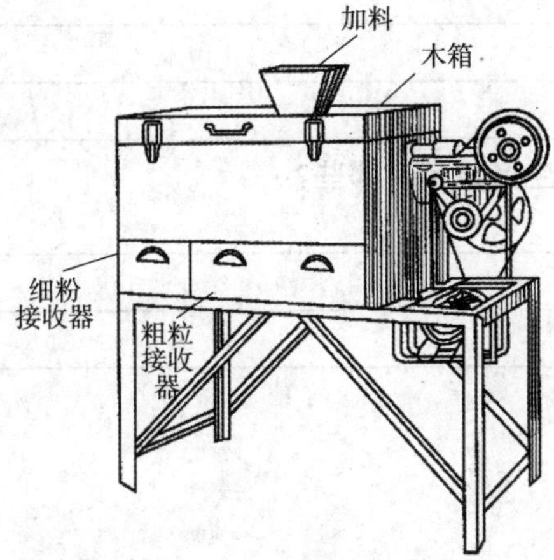

图5-1-2　振动筛粉机

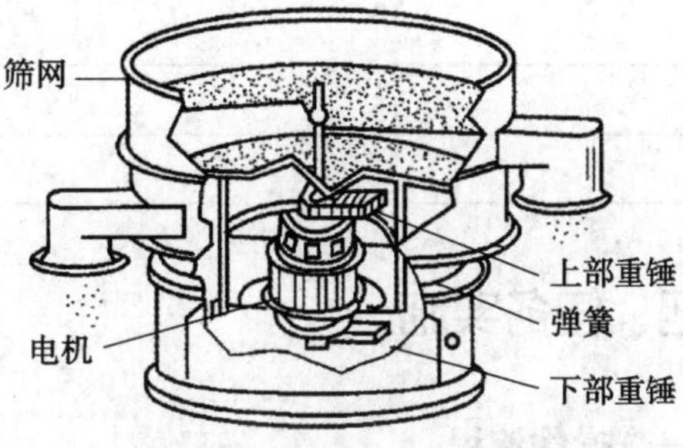

图5-1-3　圆形振动筛粉机

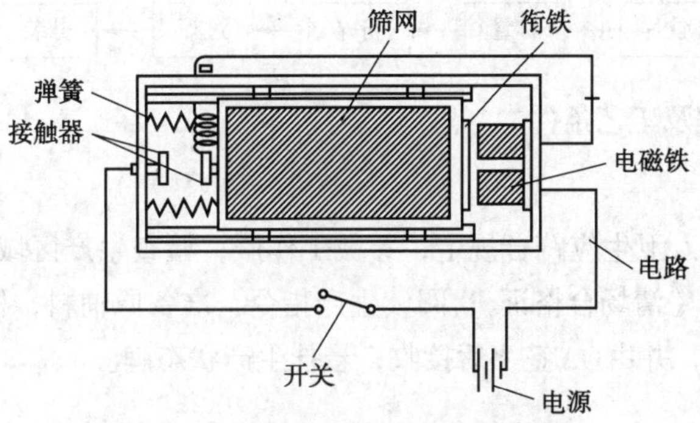

图5-1-4　电磁振动筛粉机结构示意图

2.旋动筛

旋动筛筛框一般为长方形或正方形，由偏心轴带动在水平面内绕轴心沿圆形轨迹旋动，回转速度为150～260r/min，回转半径为32～60mm。筛网具有一定的倾斜度，故当筛旋动时，筛网本身可产生高频振动，为防止堵网，在筛网底部格内置有若干小球，利用小球撞击筛网底部亦可引起筛网的振动。旋动筛可以连续操作，粗、细筛组分可分别自排出口排出。旋功筛示意图见图5-1-5。

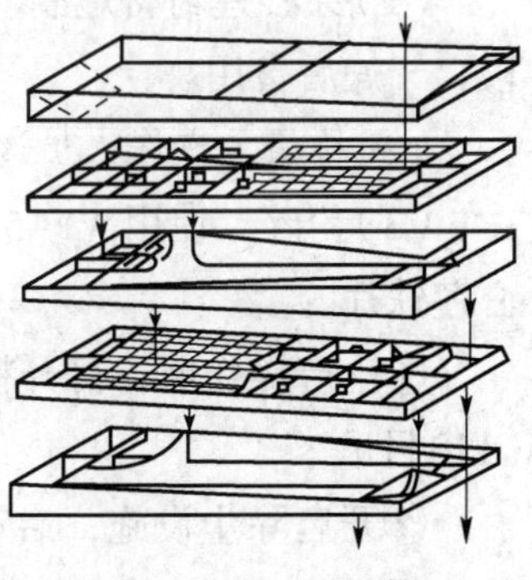

图5-1-5　旋动筛

三、问题引导

1.按照用药部位不同分类，穿心莲属于哪类药材？应选择何种粉碎方法？

____

____

____

2.穿心莲适合粉碎成何种规格粉体？为什么？

3.完成本次任务需要经过哪些步骤？填写的生产记录有哪些？

四、任务实施

（一）操作流程

穿心莲饮片 → 称量 → 粉碎 → 过筛 → 分装 → 贮藏

（二）操作过程及工艺条件

1.生产前准备

操作人员的个人卫生应符合规定，穿戴工作服；检查生产区域、设备、容器清洁是否符合规定，是否有《清场合格证》；阅读生产指令，准备原辅料，检查原辅料包装、品名、规格、数量、质量，并由QA签字后接收；悬挂生产状态牌。

2.生产操作

（1）穿心莲药材炮制　按穿心莲饮片炮制规范处理，取穿心莲，除去杂质，洗净，切段，干燥后备用。

（2）称量　操作人员逐一称量、复核，称量完毕，贴《物料签》，入中药饮片暂存区。

（3）粉碎　使用WF-550粉碎机组，按《WF-550粉碎机组使用标准操作规程》粉碎穿心莲饮片。

①生产操作前，打开粉碎机组机腔，确认筛网是否完好，筛网目数是否符合工艺要求（120目）。

②开启除尘设施，启动粉碎机机组，待整机电流稳定，空机运转正常后，投入物料，将物料粉碎成工艺规定目数的细粉。

③物料粉碎过程维持电流10~30A，检查药粉粒度是否符合工艺要求，并根据粉碎机组负载情况匀速进料，确保设备运行平稳。

④物料进料完毕后，继续运行，直至粉碎机组的电流数为＜10A，停止粉碎，关闭电控柜电源。

（4）过筛　过120目筛。

（5）分装　用洁净容器收集药粉，密闭，称量，做好物料标识，做好物料状态标识，注明品名、生产批号等。

（6）粉碎结束　关闭房间除尘风，药粉经QA检查合格后入库。

3.质量评价与物料平衡

（1）质量控制

<table>
<tr><th colspan="2">项目</th><th>穿心莲粉的质量标准</th></tr>
<tr><td colspan="2">性状</td><td>本品应为灰绿色粉末，气微，味极苦</td></tr>
<tr><td rowspan="2">检查</td><td>水分</td><td>应不得过8.0%</td></tr>
<tr><td>粒度</td><td>全部过五号筛，能通过六号筛不少于95%的粉末</td></tr>
</table>

（2）物料平衡

序号	项目	参数	备注
1	粉碎筛目	120目	——
2	药粉收率	94.0%～100.0%	药粉收率=药粉重量÷药材投料量×100%
3	物料平衡	97%～100%	物料平衡率=（药粉重量+损耗量）÷饮片重量×100%

凡物料平衡在合格范围之内，经质量管理部门检查签发“中间产品放行审核单”，可以递交下道工序。

4.清场

严格执行生产单位的《清场管理制度》《生产区清洁消毒规程》《生产区容器、器具清洁消毒规程》等清场相关文件。

5.记录

操作结束后按《记录文件填写管理规程》及时填写设备运行记录、清场记录、生产记录等相关文件。

穿心莲粉碎记录

<table>
<tr><td>产品名称</td><td></td><td>产品规格</td><td></td><td>产品批号</td><td></td><td>批量</td><td></td></tr>
<tr><td>生产日期</td><td colspan="2">年　月　日</td><td>班次</td><td></td><td colspan="2">工艺规程编号</td><td></td></tr>
<tr><td rowspan="7">生产前检查与准备</td><td colspan="4">检查项目</td><td colspan="3">确认结果</td></tr>
<tr><td colspan="4">确认中药材破碎岗位有清场合格证并在有效期内，确认工器具、设备处于“已清洁”，及“待运行”状态。</td><td colspan="3">□已确认</td></tr>
<tr><td colspan="4">确认岗位相应文件和记录齐全并受控。</td><td colspan="3">□已确认</td></tr>
<tr><td colspan="4">确认已更换生产状态牌、设备状态牌。</td><td colspan="3">□已确认</td></tr>
<tr><td colspan="4">确认已开启除尘设施。</td><td colspan="3">□已确认</td></tr>
<tr><td colspan="4">确认药材名称、数量、批号、状态标识齐全。</td><td colspan="3">□已确认</td></tr>
<tr><td colspan="7">备注：已确认请确认人在确认结果项的方框里打“√”
确认人：　　　　复核人：</td></tr>
<tr><td colspan="8">操作：按《药材粉碎岗位标准操作规程》《WF-550中药粉碎机组标准操作规程》《WF-550中药粉碎机组标准清洁操作规程》执行，领取饮片，粉碎，过120目筛。　（执行□　未执行□）</td></tr>
</table>

续表

物料复核	物料名称	批号	数量（kg）	是否复核	备注
				是□ 否□	结果在方框里打√
设备名称	设备编号		筛网目数		操作间编号
粉碎前重量kg	粉碎后重量kg	废品重量kg	收率范围94%~100%	物料平衡率97%~100%	
粉碎起止时间：　　日　时　分至　　日　时　分					
计算公式：收率=粉碎后穿心莲粉重量 ÷ 粉碎前穿心莲重量 × 100%					
物料平衡率=（粉碎后穿心莲重量+废品重量）÷ 粉碎前穿心莲重量 × 100%					
产品收率	收率范围：≥94%	%	收率=穿心莲粉重量 ÷ 原药材领料重量 × 100%		
偏差	正常□ 异常□	粉碎质量检查、班中清场，允许流入下工序。QA确认：			
交接：药粉重量：____kg，共____件；交至____。					
操作人：	工序负责人：		QA：		
备注：					

车间能量站

（一）WF-550粉碎机组中药粉碎机组的标准操作程序

WF-550型粉碎机组采用活动四击刀片使被粉碎物料经高速旋转刀片剪切获得粉碎达到理想效果，适用于制药、食品、化工等行业，用途极为广泛；粉碎室装拆与清洗方便，粉碎室内凡与物料相接触的部分，均采用不锈钢材料制造，能耐酸耐蚀，使被粉碎物料更能符合卫生要求。主要参数如下：

项目	单位	具体参数
设备型号	/	WF-550型粉碎机组
生产能力	kg/h	200-200(因物料的比重、特性不同，产量会有所差异)
粉碎细度	目	10~100
粉碎电机	kW	18.5
主轴转速	rpm	2500
整机重量	kg	约600

1.开机准备

每班开机前岗位操作人员应检查设备外观及相应零部件是否完整；每班开机前岗位操作人员应检查粉碎刀磨损情况以及固定情况；每班岗位操作人员应对使用筛网目数进行确认，同时对筛网完好情况进行检查，确认无误后对筛网进行固定安装；每班岗位操作人员应对出料布袋进行扎紧，避免粉碎过程中粉尘飞扬；每班岗位操作人员应检查管道与主机连接是否到位，同时对其重复紧固检查；每班岗位操作人员将设备部件组装到位后，应将无关工具及用品全部撤离设备台面，设备台面不得保留设备原有部件外的任何东西；完成检查确认后，班组人员应对设备表面进行擦拭消毒等工作。

2.空机操作

完成所有检查确认以及消毒清洁工作后，为保障设备安全运行，岗位人员应启动设备，使设备进行空载运转。

（1）按下启动按钮，设备工作指示灯亮，设备正常运行，若不亮且设备未启动，应将电源关闭，同时通知设备维修人员进行现场检查作业。

（2）设备正常启动后，空载运行时间不低于30秒，运行过程中岗位操作人员应注意观察设备运行是否平稳、声音是否正常。

（3）空载运行过程中设备运行平稳、无异响，则可开始投料。

3.生产操作

（1）按下启动按钮，设备转速提升，达最高转速（约3～5秒左右）。

（2）开始匀速的向料斗投入待粉碎物料。

（3）物料通过粉碎设备底部开始出料，直至粉碎任务完成。

4.完成操作

（1）粉碎任务完成后，按下停止按钮，设备停止转动。

（2）待粉碎机完全停止转动后，岗位操作人员应将电源开关关闭。

（3）拆卸设备相关功能部件，进行清场清洁作业。

5.注意事项

（1）安装筛网时，应筛圈紧贴机腔内肩槽内。

（2）空载启动时岗位人员不得远离控制按钮，一旦设备出现异常，应第一时间按下停止按钮或关闭设备电源。

（3）粉碎物料粒度应控制在10mm以内，若物料超过粒度控制范围则应更换不同目数的筛网进行粉碎，避免粉碎过程中设备超负荷运行，同时损坏筛网。

（4）持续粉碎过程中物料的转移应将设备停止后进行转移，严禁运行过程中人工转移物料，物料的转移应在设备停止状态进行。

（5）运行过程中设备出现抖动加剧、声响异常，应第一时间按下停止按钮，防止设备损坏加剧。

（6）人工进料过程一定要保持一定的匀速状态，不得过快，过快可能造成设备卡死或电机烧毁，最佳状态为粉碎物投入量不得超过粉碎室容量的1/2为准。

（二）旋转振荡筛的标准操作程序

1.准备工作

（1）检查电源及插座是否正常。

（2）所有与物料接触的设备及附件已清洁并干燥。

（3）作业区有状态标志、标明产品名称和批号，并有签名及日期，不存在与现场操作无关的物料及残留物及记录标签等。

（4）从备件间取来规定目数的筛网，并检查筛网有无破损，保证使用正确网号及完整的网子。

（5）根据工艺要求，把所需的细网平铺在粗网上，均匀压上绷网环，细网平整，切不可太紧，剪除多余筛网，盖上顶盖，拧紧束环。

（6）在出料口扎紧布袋。

2.操作步骤

（1）将振荡筛置除尘机除尘罩正下方，开启除尘机开关。

（2）开启电源，在确认机器运转正常的情况下，由料斗均匀的加入物料，注意加料要保证均匀。

（3）过筛中若机器声音有异常，应马上停车处理。

（4）过筛后的物料由出料口接到套有塑料袋的周转箱中或干净的不锈钢桶中，并随时检查下料速度及物料粒度，来判断机器过筛是否有异常。

（5）过筛后的原辅料贴"物料标签"，标明物料的品名规格、批号、生产厂家及重量等。

（6）过筛结束，关上电源，拆下筛网清洗并检查筛网有无破损，如有破损，过筛后的物料要重新过筛后使用。

3.清洁操作

（1）注意先切断电源，以防意外。

（2）取下放料袋，扳下四个快干式手柄，取下筛柜、筛网、筛网上的余料倒入标明盛装废品的容器内，取下筛网架、夹筛、迷宫式密封圈。

（3）将放料袋送至洗涤房，并与其它物品分开洗涤，洗涤时用标准清洁剂清洗2遍，再用水清洗1遍，最后用纯化水洗涤3遍并干燥。

（4）将筛框、筛网架、夹筛、迷宫式密封圈表面粉尘吸净，用标准清洁剂清洁2遍，并可以用尼龙刷子刷洗筛网，再用水清洗1遍、纯化水清洗3遍，将上述部件用丝光抹布擦干或晾干。

（5）将设备表面粉尘吸净，用水擦拭振荡筛内外表面，最后用沾有纯化水的丝光抹布擦拭内外表面。

（6）用沾有消毒剂的丝光抹布擦拭各零部件和与物料接触的表面，晾干。

4.注意事项

（1）同产品不同批号继续生产时，只需干法清洁，即尽量去除上批残余的物料。

（2）换产品时需进行彻底清洗。

（3）粉碎机连续使用或停工7天后应彻底清洗消毒一次。

（4）车间或设备大修后需彻底清洗。

（5）如果对设备局部检修，则应对检修部位彻底清洗。

（6）清洁完成后，应立即将清洁工具及清洁剂移出，移至专门的房间内存放。

（7）已清洁设备晾干后，不马上使用时，应用干净塑料袋罩住下料口。

能力拓展

（一）生产工艺管理要点

1.粉碎岗位

（1）粉碎时根据药料的质地,如粉性、黏性及软硬度等性质不同，分别采用单独粉碎、混合粉碎或经特殊处理后粉碎的方法。

（2）根据药物应用目的和剂型选择并控制粉碎程度；如碎料（煎煮、回流用）、粗粉（浸渍、渗漉、水蒸气蒸馏、超临界二氧化碳萃取用）、细粉（制剂成型用）等。

（3）物料含水分一般不超过5%，严禁混有金属物。

（4）粗碎间按一般生产区要求进行管理；直接口服粉料或用于制剂成型的粉料的生产操作在D级控制区内进行，粉碎间按D级洁净级别要求管理。

（5）粉碎过程应及时过筛，避免部分药物过度粉碎，提高工效。

（6）每粉碎一种物料必须彻底清场,经检查后进行下一物料的粉碎。

（7）复方制剂中物料的粉碎,一般下料次序是数量多的在先,数量少的在后；色浅的在先，色深的在后；质轻的在先，质重的在后；粉碎后应及时过筛并混合均匀。

（8）根据工艺要求选择合适的筛网，注意筛板与内腔的间隙。

（9）必须保证药材全部被粉碎,即使较难粉碎部分（叶脉、纤维等）也不能随意丢弃，以避免造成药物成分含量相对减少或增高。

2.过筛岗位

（1）过筛的工艺参数应经验证确认。

（2）过筛粉末应干燥，粉末中含水量较高时应充分干燥后再过筛。

（3）根据所需药粉细度，选择适当筛号的药筛。

（4）过筛操作应参照洁净区的管理。

（5）选择合适振动速度。

（6）控制粉层厚度；

3.混合岗位

（1）混合过程随时注意设备声音。

（2）注意加料量不得超过设备额定装量。

（3）应保证充足的混合时间,确保混合均匀。

另：生产操作间必须保持干燥，室内呈负压，须有捕尘装置；生产过程所有物料均应有标示,防止发生混药、混批。

（二）质量控制要点

包括以下要点：①原、辅料的洁净程度；②粒度；③粉碎机粉碎的速度、所用筛网的大小；④筛分速度、所用筛网的大小；⑤混合均匀度；⑥产品的性状、水分、微生物限度。

五、评价反馈

（一）工作评价表

序号	评价内容	评价标准	学生自评（A/B/C）	指导教师总评
1	粉碎前准备	1）能学习“知识准备”的内容		
		2）能按人员进出生产区管理规程进出车间		
		3）能按要求完成生产前检查，填写检查记录		
2	粉碎操作过程	1）能按标准操作规程完成粉碎操作过程并填写生产记录		
		2）能按标准操作规程正确使用粉碎相关设备（破碎机、粉碎机、球磨机等）		
		3）粉碎药材符合产品工艺要求		
		4）能正确分析、处理粉碎过程中出现的问题		
3	粉碎后清场	1）能按清场管理制度和设备清洁规程完成清场工作		
		2）能正确填写清场记录		
4	过筛前准备	1）能学习“知识准备”的内容		
		2）能按人员进出生产区管理规程进出车间		
		3）能按要求完成生产前检查，填写检查记录		
5	过筛操作过程	1）能按标准操作规程完成过筛操作过程并填写生产记录		
		2）能按标准操作规程正确使用过筛相关设备（震荡筛）		
		3）过筛药材粒度符合产品工艺要求		
		4）能正确分析、处理过筛过程中出现的问题		
6	过筛后清场	1）能按清场管理制度和设备清洁规程完成清场工作		
		2）能正确填写清场记录		
7	混合前准备	1）能学习“知识准备”的内容		
		2）能按人员进出生产区管理规程进出车间		
		3）能按要求完成生产前检查，填写检查记录		
8	混合操作过程	1）能按标准操作规程完成混合操作过程并填写生产记录		
		2）能按标准操作规程正确使用混合相关设备（混合机）		
		3）混合药材符合产品工艺要求		
		4）能正确分析、处理混合过程中出现的问题		

续表

序号	评价内容	评价标准	学生自评（A/B/C）	指导教师总评
9	混合后清场	1）能按清场管理制度和设备清洁规程完成清场工作		
		2）能正确填写清场记录		

（二）车间组长点评

____

____

（三）产品质量反馈意见

____

____

任务 5-2　灭菌穿心莲粉的混合

一、任务书

生产指令：生产成方制剂（穿黄清热胶囊）所需中间产品灭菌穿心莲粉，对穿心莲粉进行灭菌、混合处理，备用。

批生产指令单

批生产指令单号：

<table>
<tr><td>产品名称</td><td></td><td>规　格</td><td></td><td>产品批号</td><td colspan="2"></td></tr>
<tr><td>生产周期</td><td colspan="3"></td><td>工艺规程编号</td><td colspan="2"></td></tr>
<tr><td>批　量</td><td></td><td colspan="5">依　据</td></tr>
<tr><td colspan="2">名称</td><td>物料代码</td><td>单位</td><td colspan="2">领料量</td><td>备注</td></tr>
<tr><td colspan="2"></td><td></td><td></td><td colspan="2"></td><td></td></tr>
<tr><td colspan="2"></td><td></td><td></td><td colspan="2"></td><td></td></tr>
<tr><td colspan="2"></td><td></td><td></td><td colspan="2"></td><td></td></tr>
<tr><td colspan="2"></td><td></td><td></td><td colspan="2"></td><td></td></tr>
<tr><td colspan="7"></td></tr>
<tr><td colspan="4">制表人：</td><td colspan="3">制表日期：　　年　　月　　日</td></tr>
<tr><td colspan="4">车间主管：</td><td colspan="3">签发日期：　　年　　月　　日</td></tr>
<tr><td colspan="4">质量管理部QA主管：</td><td colspan="3">审核日期：　　年　　月　　日</td></tr>
</table>

二、获取资讯

（一）混合的原则

1. 组分药物比例量

组分药物比例量相差悬殊时，不易混合均匀。这种情况下可采用“等量递增法”混合。取最小的组分与等量的量大的组分，同时置于混合器中混匀，再加入与混合物等量的量大组分稀释均匀，如此倍量增加至加完全部量大的组分为止。

2. 组分药物的密度

组分药物密度相差悬殊时，难于混匀，应边混合边检测。

3. 其他

组分药物的粉体性质会影响混合的均匀性，如粒子的形态、粒度分布、含水量、粘附性、色泽等。

（二）混合设备

混合机按混合时的状态分为回转式（容器自身转动）、固定式（容器固定，器内设搅拌装置）和复合式（具有固定型及回转型的特点）；按操作方式可分为间歇式、连续式两种。

1. 旋转式混合机

旋转式混合机的混合筒有水平圆筒型、双圆锥型和V型等，见图 5-2-1（a、b、c）所示。这些混合筒装在水平轴上，有转动装置使其绕轴旋转，混合筒的旋转作用带动固体粉末上下翻动而使物料混合。这类混合机适用于相对密度相近的细粉粉末的混合。

2. 槽型搅拌混合机

槽型搅拌混合机主要部分为混合槽，槽上有盖，一般为不锈钢制，见图5-2-1（d）。混合槽内轴上装有与旋转方向成一定角度的搅拌桨，搅拌桨可将物料由外向中心集中，又将中心的物料推向两端，即物料不停地以上下、左右、内外各个方向运动，从而达到混合槽内粉末均匀。槽型搅拌混合机除用以混合粉料外，亦用于片剂的颗粒、丸块、软膏等的捏合或混合。

3. 锥型双螺旋混合机

锥型双螺旋混合机为一种高效粉体混合机，见图5-2-1（e）。主要由锥型容器、螺旋推进器、转臂传动系统等组成。在倒圆锥容器中，两组螺旋推进器在容器内既有自转又有公转，在混合操作时，物料由锥体上部加料口进入，在螺旋推进器快速自转作用下自底部向上提升，又在公转的作用下在全容器内产生漩涡和上下的循环运动，使锥体内的物料不断地混掺错位，在锥型体中心汇合向下流动，物料能在短时间内达到混合均匀。

锥型双螺旋混合机装载系数高，可达60%～70%，比槽型搅拌混合机效率提高3～5倍，动力消耗小，可密闭操作。适用于干燥的、润湿的、黏性的固体药物粉末混合。

4. 高速流动型混合机

该机主要由混合室、搅拌叶、排出阀、电机传动系统等组成，见图5-2-1（f）。混合物室有高速回转的搅拌叶（500～1500r/min）。物料由顶部加入受到搅拌叶的剪切与分离作用，在整个混合室内产生对流混合，一般2～3分钟即可完成。混合好后打开排出阀，药粉由排出口排出。

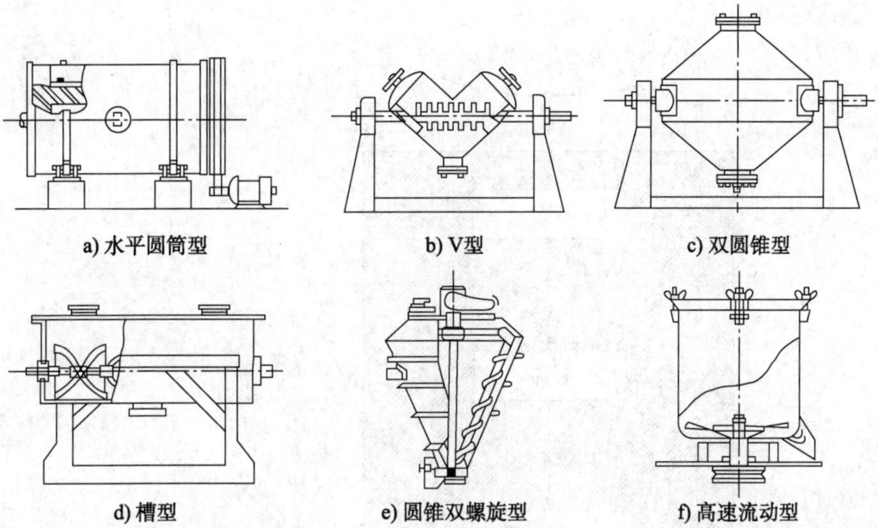

a) 水平圆筒型　b) V型　c) 双圆锥型

d) 槽型　e) 圆锥双螺旋型　f) 高速流动型

图 5-2-1　各型混合机

三、问题引导

1. 穿心莲粉的粉体有什么特点？

2. 穿心莲粉适合选择什么混合方法？为什么？

3. 完成本次任务需要经过哪些步骤？填写的生产记录有哪些？

四、任务实施

（一）操作流程

灭菌工艺流程如图5-2-2所示。

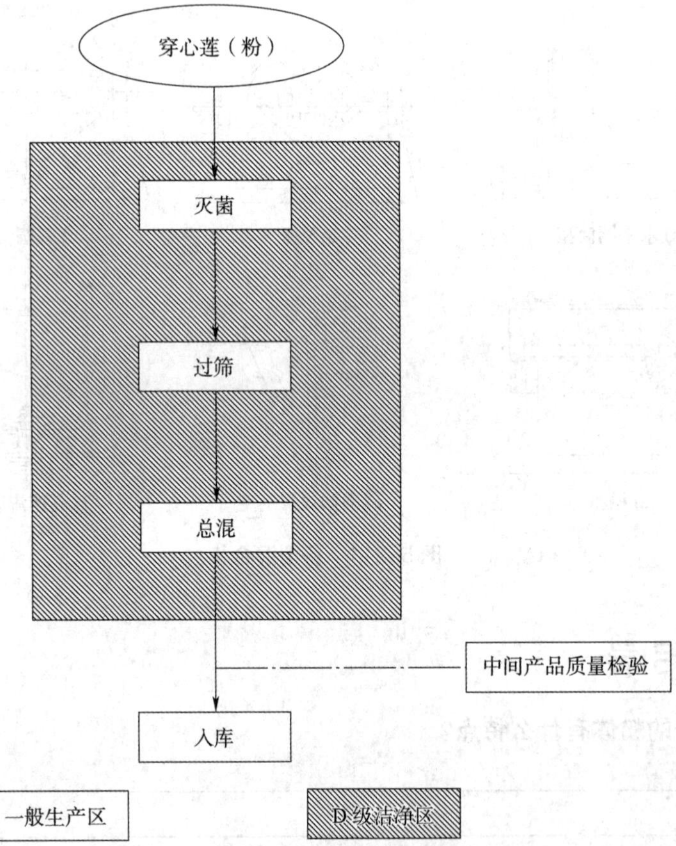

图5-2-2　灭菌穿心莲粉的制备工艺流程

（二）操作过程及工艺条件

1.生产前准备

称取穿心莲（粉）用于灭菌穿心莲粉制备；称取穿心莲按每罐投料量集中存放。分别称量配料操作要逐一复核，称量完毕，贴《物料签》按投料顺序、分罐集中管理，暂存配料间，备用。

2.生产操作

（1）灭菌：操作前对操作间、设备设施等检查、确认后，在灭菌前室将药粉铺平于不锈钢盘中（厚度14~16mm）置于灭菌柜内，控制蒸汽压力≤0.2MPa，温度达到115℃，开始计时，灭菌温度控制在115~118℃，灭菌时间30分钟，干燥20分钟。

（2）过筛：灭菌药粉用WF40B万能粉碎机组粉碎过筛（60目）。

（3）混合：用SYH-600三维运动混合机总混10分钟。总混药粉用洁净袋盛装，密封，贴物料签，中间站暂存，待验。

3.包装贮藏：略。

4.清场

严格执行生产单位的《清场管理制度》《生产区清洁消毒规程》《生产区容器、器具清洁消毒规程》等清场相关文件。

5.记录

操作结束后及时填写设备运行记录、清场记录、生产记录等相关文件。

穿心莲粉灭菌记录

产品名称	穿黄清热胶囊	规格	每粒装0.41g	产品批号		批量	万粒
操作日期	年　月　日	班次		工艺规程编号		TS-09-019	
生产前检查与准备	检查项目				确认结果	设备名称	
	确认灭菌岗位有清场合格证并在有效期内，确认工器具、设备处于“已清洁”，及“待运行”状态。				□已确认	中成药灭菌柜	
						设备型号	
	确认岗位相应文件和记录齐全并受控。				□已确认	YXQ.MG-215-Z	
	确认需用仪表有校验合格证且在有效期内。				□已确认	设备编号	
	确认已更换生产状态牌、设备状态牌。				□已确认		
	确认药材名称、批号、状态标志齐全				□已确认	操作间编号	
	备注：已确认请确认人在确认结果项的方框里打“√”确认人：					复核人：	
	操作：在灭菌前室将药粉铺平于不锈钢盘内(厚度14~16mm)置中药灭菌柜中灭菌，温度控制在115~118℃，灭菌30分钟，干燥20分钟。具体按《药粉灭菌岗位标准操作规程》《YXQ.MG-215-Z中成药灭菌柜使用标准操作规程》《YXQ.MG-215-Z中成药灭菌柜清洁标准操作规程》执行。						
物料核对记录	品名		批号		数量(a)	是否与批指令相符	
					kg	是□　否□	
操作		记　录					
项目	参数	第1柜		第2柜	第3柜	第4柜	
铺料厚度	14~16mm						
蒸汽压力	≤0.2MPa						
升温时间	-----	起 止		起 止	起 止	起 止	
灭菌温度	115~118℃						
火菌时间	30分钟	起 止		起 止	起 止	起 止	
干燥时间	20分钟	起 止		起 止	起 止	起 止	
交接	灭菌后穿心莲粉用洁净盛装，称量，做好物料状态标识，并送粉碎、总混工序。　损耗量(d)：____kg				交料人	接料人	
	操作人：		工序负责人：			QA：	
	备注：						

灭菌穿心莲粉粉碎、总混记录

产品名称	穿黄清热胶囊	规格	每粒装0.41g	产品批号		批量	万粒
操作日期	年 月 日	班次		工艺规程编号		TS-09-019	

生产前检查与准备	检查项目	确认结果	设备名称
	确认粉碎、总混岗位有清场合格证并在有效期内，确认工器具、设备处于“已清洁”及“待运行”状态。	□已确认	WF40B万能粉碎机组 设备编号：
	确认岗位相应文件和记录齐全并受控。	□已确认	操作间编号：
	确认需用仪表有校验合格证且在有效期内。	□已确认	SYH-600三维运动混合机
	确认已更换生产状态牌、设备状态牌。	□已确认	设备编号：
	确认药材名称、批号、状态标志齐全	□已确认	操作间编号：
	确认粉碎室温度18~26℃、湿度45~65%、走廊对本房间压差≥5Pa	温度_______℃，相对湿度_______%，压差_______Pa	
	确认总混室温度18~26℃、湿度45~65%、走廊对本房间压差≥5Pa	温度_______℃，相对湿度_______%，压差_______Pa	
	备注：已确认请确认人在确认结果项的方框里打“√”确认人：	复核人：	

操作：灭菌药粉用WF40B万能粉碎机组粉碎过筛（60目）后，用三维运动混合机总混10分钟。总混药粉用洁净袋盛装，具体按《WF40B万能粉碎机组使用标准操作规程》《WF40B万能粉碎机组清洁标准操作规程》《SYH-600三维运动混合机使用标准操作规程》《SYH-600三维运动混合机清洁标准操作规程》执行。

物料核对记录	品名		批号	是否与批指令相符 是□ 否□

粉碎	项目	参数	记录	混合	项目	参数	记录
	筛目	60目	是□ 否□		转速	8rpm	rpm
	筛网	完整	是□ 否□		混合时间	10分钟	时 分~ 时 分
	粉碎时间	——	时 分~ 时 分				
	药粉数量：______kg；损耗量（d）：______kg				药粉数量：______kg；损耗量（d）：______kg		

交接：总混后穿心莲粉用洁净物料桶内置洁净PE袋（或洁净塑料袋内置洁净PE袋）盛装，称量，做好物料状态标识，并送至中间站。

总混后重量(b)：________kg；共________（袋）桶；取样量（c）：________g

净重（kg）	1：	2：	3：	4：	5：	6：	7：	8：	9：	10：
	11：	12：	13：	14：	15：	16：	17：	18：	19：	20：

交料人： 接料人：

收率限度：98% ~100%	灭菌穿心莲粉收率	偏差
计算公式：收率＝总混后药粉总重量/灭菌前药粉重量×100%		□正常 □异常
计算公式：物料平衡率=（总混后药粉重量（b）+损耗量（d））÷灭菌前药粉重量（a）×100%		
物料平衡范围：99% ~100%	物料平衡率：	□正常 □异常

操作人：	工序负责人：	QA：
备注：		

车间能量站

SYH-600三维运动混合机的标准操作程序

SYH-600三维运动混合机由混合罐体、主支架、控制部分组成，其与物料接触部件均采用不锈钢材料制作，具有良好的耐腐蚀性，适用范围广、实用性强。卫生条件好，易清洗，易维护。物料接触部分为全不锈钢制作，符合GMP要求；混合筒多方向运动，物料无离心力作用，无比重偏析及分层、积聚现象，混合率达99.9%以上。筒体装料率大，最高可达80%，混合时间短。

SYH-600三维运动混合机装料的筒体在主动轴的带动下，作周而复始的平移、转动和翻滚等复合运动，促使物料沿着筒体作环向、径向和轴向的三向复合运动，从而实现多种物料的相互流动、扩散、积聚、掺杂以达到均匀混合的目的。具体参数如下：

项　目	单位	具体参数
料桶容积	L	600
最大装载	L	480
最大装载重量	kg	300
主轴转速	rpm	0 ~ 8
功率/电压	/	5.5kW；380V
外形尺寸	mm	1900*2100*2250
整机重量	kg	1500

1. 开机准备

每班前岗位操作人员应对混合机整体卫生情况进行检查，确保卫生符合要求；应对混合机主体及各部螺栓紧固情况进行检查，确保紧固到位；应对混合罐体底部卸料阀、底部桶盖进行启闭检查，确保运行过程中料粉不会泄露。

2. 空机操作

完成各项检查后，可开始空载试车：

（1）启动混合机总电源，按下RUN键，调节速度旋钮，观察设备运行情况。

（2）混合机运转过程中无异响，调节速度旋钮速度变化有效。

（3）空转运行30秒后，按下STOP键，设备运转至垂直角度，停止转动。

3. 生产操作

（1）将混合罐体旋转至45°，采用人工投料，将物料进入完毕后，关闭顶部的盖子。

（2）按下RUN键，混合机开始运转，同时开始混合计时。

（3）达到混合时间后，混合机自动停止运行。

（4）达到出料角度（垂直），开始出料。

4.完成操作

出料完毕后开始清洁清场。

5.注意事项

（1）混合机运转过程中岗位操作人员不得靠近混合筒体；

（2）在物料装载过程中，应注意加载量，一般以不超过300kg及筒体的80%为准，同时为了确保混合效果，在可行的情况下装载量低于筒体容积的70%为宜。

五、评价反馈

（一）工作评价表

序号	评价内容	评价标准	学生自评（A/B/C）	指导教师总评
1	粉碎前准备	1）能学习“知识准备”的内容		
		2）能按人员进出生产区管理规程进出车间		
		3）能按要求完成生产前检查，填写检查记录		
2	粉碎操作过程	1）能按标准操作规程完成粉碎操作过程并填写生产记录		
		2）能按标准操作规程正确使用粉碎相关设备（破碎机、粉碎机、球磨机等）		
		3）粉碎药材符合产品工艺要求		
		4）能正确分析、处理粉碎过程中出现的问题		
3	粉碎后清场	1）能按清场管理制度和设备清洁规程完成清场工作		
		2）能正确填写清场记录		
4	过筛前准备	1）能学习“知识准备”的内容		
		2）能按人员进出生产区管理规程进出车间		
		3）能按要求完成生产前检查，填写检查记录		
5	过筛操作过程	1）能按标准操作规程完成过筛操作过程并填写生产记录		
		2）能按标准操作规程正确使用过筛相关设备（震荡筛）		
		3）过筛药材粒度符合产品工艺要求		
		4）能正确分析、处理过筛过程中出现的问题		
6	过筛后清场	1）能按清场管理制度和设备清洁规程完成清场工作		
		2）能正确填写清场记录		
7	混合前准备	1）能学习“知识准备”的内容		
		2）能按人员进出生产区管理规程进出车间		
		3）能按要求完成生产前检查，填写检查记录		

续表

序号	评价内容	评价标准	学生自评（A/B/C）	指导教师总评
8	混合操作过程	1）能按标准操作规程完成混合操作过程并填写生产记录		
		2）能按标准操作规程正确使用混合相关设备（混合机）		
		3）混合药材符合产品工艺要求		
		4）能正确分析、处理混合过程中出现的问题		
9	混合后清场	1）能按清场管理制度和设备清洁规程完成清场工作		
		2）能正确填写清场记录		

（二）车间组长点评

____

____

（三）产品质量反馈意见

____

____

工作情境六　提取、浓缩与分离纯化

工作目标

1. 掌握中药材提取、纯化、浓缩的生产流程及生产要求；熟悉中药浸膏提取、纯化、浓缩的生产质量控制要点。

2. 会规范操作多功能提取罐、单效浓缩器等设备，完成对中药成方制剂浸膏的提取、纯化、浓缩生产操作；能对还少胶囊浸膏的提取、纯化、浓缩生产制备中出现的问题进行分析，提出解决方法。

3. 树立药品质量安全意识，增强中药制剂前处理岗位责任意识，具有继续学习的能力和高尚的职业操守。

任务 6–1　还少胶囊中挥发油的提取分离

一、任务书

生产指令：生产成方制剂还少胶囊所需挥发油类成分，对小茴香、石菖蒲等含挥发油类中药进行蒸馏提取等处理，分离挥发油备用。

批生产指令单

批生产指令单号：

产品名称		规　格		产品批号	
生产周期				工艺规程编号	
批　量		依　据			
名称		物料代码	单位	领料量	备注
制表人：				制表日期：　年　月　日	
车间主管：				签发日期：　年　月　日	
质量管理部QA主管：				审核日期：　年　月　日	

二、获取资讯

中药的提取加工技术主要有：浸渍提取技术、压榨提取技术、超声提取技术、微波提取技术、超临界流体萃取、酶法提取技术、半仿生提取技术等。通过各种方法所得的中药材的提取液往往是混合物，需加以分离纯化以除去所含的各种杂质，中药制药工业生产中常用的分离纯化技术有水提醇沉、醇提水沉、大孔吸附树脂、离心分离、膜分离等工艺技术。分离后中药提取液往往还要进行浓缩，目前常见的浓缩方法主要分为常压蒸发、减压蒸发、薄膜蒸发、多效蒸发等，其中在多效蒸发过程中，根据蒸汽与被浓缩料液流向不同，可将多效浓缩工艺流程分为顺流、逆流、平流三种形式。

多功能提取罐目前在中药浸提生产中应用甚广。多功能提取罐是在密闭的可循环的系统内完成整个提取过程。可进行煎煮、渗漉、回流，湿浸、循环浸渍、加压或减压等浸提工艺。该设备的主要特点是：①提取时间短，生产效率高；②应用范围广，无论是水提、醇提、酸提、挥发油提取、回收残渣中溶剂等均适用；③消耗热量少，节约能源；④采用气压自动排渣，排渣快、操作方便、安全可靠；⑤设有集中控制台控制各项操作，便于实现机械化自动化生产。

多功能提取罐根据操作形式可分为静态和动态两种。静态多功能提取罐有正锥式、斜锥式、直筒式三种，前两种设有气缸驱动的提升装置，如图6-1-1所示。规格自0.5～6m^3，小容积罐的下部采用正锥形，大容积罐采用斜锥形以利出渣，直筒形提取罐的罐体比较高，一般在2.5m以上，容积为0.5～2m^3，多用于渗漉罐组逆流提取、醇提和水提等。动态多功能提取罐基本结构和工作原理与静态多功能提取罐相似，由于带有搅拌装置，降低了物料周围溶质的浓度，增加了扩散推动力，提高了浸出效果。

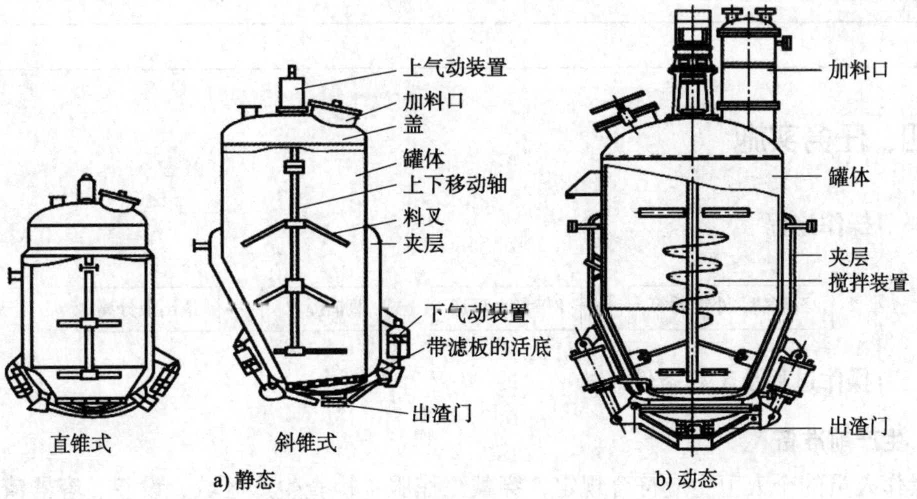

图 6-1-1　多功能提取罐示意图

各类多功能提取罐主要结构由罐体、出渣门、加料口，提升气缸、夹层、出渣门气缸等组成；设备底部出渣门上设有不锈钢丝网或滤板，使药渣与浸出液得到了较好的分离。出渣门和上部投料门的启闭均采用气动装置自动启闭，操作方便。也可用手动控制器操纵各阀门，控制气缸动作。多功能提取罐的罐内操作压力为0.15MPa，夹层可通入蒸汽加热，或通水冷却。为了防止药渣在提取罐内膨胀，因架桥难以排出，罐内装有料叉，可借助于气功装置自动提升排渣。

三、问题引导

1.蒸馏法适用于哪类药材的的提取？

2.蒸馏法在操作中应注意哪些问题？

3.多功能提取罐提取挥发油操作要点有哪些？

4.常用中药提取方法有哪些？各有什么优缺点？

四、任务实施

（一）操作流程

石菖蒲、小茴香等 → 8倍量水浸泡 → 蒸馏提取 → 馏出液分离

（二）操作过程及工艺条件

1.生产前准备

操作人员的个人卫生应符合规定，穿戴工作服；检查生产区域、设备、容器清洁是否符合规定，是否有《清场合格证》；阅读生产指令，准备原辅料，检查原辅料包装、品名、

规格、数量、质量，并由QA签字后接收；悬挂生产状态牌。

2.生产操作

（1）浸泡　操作前对生产操作间、设备设施等检查、确认后，石菖蒲、小茴香、五味子分别等量投入6m^{3}多功能提取罐内，加入8倍（每台提取罐饮片投料总量）饮用水，浸泡30分钟。

（2）蒸馏　药材浸泡后维持蒸汽压力≤0.20MPa，保持罐内沸腾（100℃±2℃），蒸馏3小时，收集油水分离器中的油水混合物，关闭蒸汽，停止加热。

（3）分离　将收集的挥发油于D级洁净区中控室用分液漏斗分离挥发油，用棕色玻璃瓶盛装冷藏。

（4）浓缩　蒸馏后水溶液经双联机滤器滤过（120目），泵入单效浓缩器，维持蒸汽压力≤0.15MPa，真空度-0.02～-0.08MPa，浓缩至适量，转入D级洁净区真空减压浓缩器内，继续浓缩至相对密度1.20（70℃），用洁净桶盛装，密闭，贴“物料签”入冷藏库，备用。

（5）贮藏　密封，置阴凉处储存。

3.质量评价与物料平衡

还少胶囊挥发油质量指标表

项目	质量标准
性状	本品应为浅黄色的液体；有特异香气，味微甜、辛。
鉴别	供试品色谱中，在与小茴香油对照药材色谱相应的位置上，显相同颜色的斑点。

物料平衡合格范围98%~100%。凡物料平衡在合格范围之内，经质量管理部门检查签发“中间产品放行审核单”，可以递交下道工序。

4.清场

严格执行生产单位的《清场管理制度》《生产区清洁消毒规程》《生产区容器、器具清洁消毒规程》等清场相关文件。

5.记录

操作结束后及时填写设备运行记录、清场记录、生产记录等相关文件。

提取挥发油、蒸馏水溶液煎液浓缩记录

产品名称	还少胶囊	规 格	0.42g/粒	产品批号		批量	万粒
操作日期	年 月 日	班次		工艺规程编号		TS-09-015	

	检查项目	确认结果
生产前检查与准备	确认提取、浓缩岗位有清场合格证并在有效期内，确认工器具、设备处于“已清洁”及“待运行”状态	□已确认
	确认需用仪器、仪表有校验合格证且在有效期内	□已确认
	确认岗位相应文件和记录齐全	□已确认
	确认已更换生产状态牌、设备状态牌；操作间编号	□已确认
	备注：已确认请确认人在确认结果项的方框里打“√”	确认人： 复核人：

提取挥发油

操作：将石菖蒲、小茴香（盐制）、五味子分别等量投入多功能提取罐内，加入8倍饮用水，浸泡30分钟，维持蒸汽压力≤0.20MPa，保持罐内沸腾（100℃±2℃），蒸馏3小时，收集油水分离器中的油水混合物，关闭蒸汽，停止加热；将收集的挥发油于D级洁净区中控室用分液漏斗分离挥发油，用棕色玻璃瓶盛装冷藏。具体操作按《提取岗位标准操作规程》《6.0立方多功能提取罐标准操作规程》执行。

操作间名称：　　　　操作间编号：

项目	工艺参数	提取罐编号：	提取罐编号：	提取罐编号：	提取罐编号：
物料确认	小茴香（盐制）、石菖蒲、五味子重量准确	小茴香（盐制） kg 五味子 kg 石菖蒲 kg 共计： kg	小茴香（盐制） kg 五味子 kg 石菖蒲 kg 共计： kg	小茴香（盐制） kg 五味子 kg 石菖蒲 kg 共计： kg	小茴香（盐制） kg 五味子 kg 石菖蒲 kg 共计： kg
加饮用水	药材的8倍量	L	L	L	L
浸泡时间	30分钟	时 分 至 时 分	时 分 至 时 分	时 分 至 时 分	时 分 至 时 分
蒸汽压力	≤0.2MPa	MPa	MPa	MPa	MPa
升温	——	时 分 至 时 分	时 分 至 时 分	时 分 至 时 分	时 分 至 时 分
蒸馏温度	100℃±2℃				
蒸馏时间	3小时	时 分 至 时 分	时 分 至 时 分	时 分 至 时 分	时 分 至 时 分
过滤	120目	滤网完好□	目	滤液总量： L	

浓　缩

操作间名称：　　　　操作间编号：

操作：蒸馏水溶液经双联机滤器滤过（120目），入单效浓缩器，维持蒸汽压力≤0.20MPa，真空度-0.02～-0.08MPa，浓缩至适量，转入D级洁净区真空减压浓缩器内，继续浓缩至相对密度1.20（70℃），用洁净桶盛装，密闭、贴《物料签》（SR-09-003）入冷藏库，备用。《浓缩岗位标准操作规程》《2000型单效浓缩器标准操作规程》《2000型真空减压浓缩器标准操作规程》《2000型单效浓缩器、2000型真空减压浓缩器及管道系统清洁标准操作规程》执行。

续表

工艺参数	设备名称	设备编号	蒸汽压力	真空度	浓缩温度
蒸汽压力：≤0.20MPa 真空度-0.02～-0.08MPa 浓缩温度：50～70℃	2000型单效浓缩器		MPa	MPa	℃
	2000型单效浓缩器		MPa	MPa	℃
	2000型真空减压浓缩器		MPa	MPa	℃
浓缩起止时间	月　日　时　分至　月　日　时　分				
清膏数量	kg	挥发油数量	L	挥发油收率范围	≥0.44%（L/kg）
清膏相对密度	1.20（70℃）	挥发油收率	%（L/kg）	计算公式：[收得挥发油量/投入药材重量]×100%	
实测相对密度		移交：将挥发油装入洁净的棕色玻璃瓶，蒸馏水溶液清膏装入洁净的物料桶做好标识，交冷藏库。		交料人：	
是否符合规定	□符合　□不符合			接料人：	
操作人：		工序负责人：		QA：	

车间能量站

多功能提取罐的标准操作程序

提取罐主要由筒体、排渣门、气动投料门等组成。排渣门采用三气缸气动旋转压紧，能有效带压密封并能自锁。出液管使用不锈钢硬管，该装置活接部分采用O型密封圈密封。

向主罐内加入药材的溶剂（工艺定），浸泡后，通过夹套蒸汽加热。罐内药液沸腾，根据各溶剂的沸点不同，开始低沸点组份先进行沸腾变成二次蒸汽，可根据工艺情况确定是否回流或进行排放。（由于加热过程中，主罐内上、中、下部药液存在浓度差，可以使药液从主罐底部通过过滤器和泵打回到主罐上部进行循环，实现动态提取。）主要技术参数如下：

$3m^3$提取罐技术参数：

技术特性表

$3m^3$多功能提取罐	内　筒	夹　套
工作压力（MPa）	常压	0.25
设计压力（MPa）	常压	0.3
工作温度（℃）	≤100	138
设计温度（℃）	100	143
介质	药液	饱和水蒸汽
主要受压元件材料	S30408	S30408
全容积（m^3）	3.3	0.35
加热面积（m^2）	6.8+1	
冷凝面积（m^2）	16	
冷却面积（m^2）	1	
双联过滤器面积（m^2）	2×0.5	

▶▶▶▶▶

$6m^3$提取罐技术参数：

技术特性表

$6m^3$多功能提取罐	内　筒	夹　套
工作压力（MPa）	常压	0.25
设计压力（MPa）	常压	0.3
工作温度（℃）	≤100	138
设计温度（℃）	100	143
介质	药液	饱和水蒸汽
主要受压元件材料	S30408	S30408
全容积（m^3）	6.6	0.52
加热面积（m^2）	11+1.6	
冷凝面积（m^2）	26	
冷却面积（m^2）	2	
双联过滤器面积（m^2）	2×0.5	
抛光要求	内表面亮光 Ra≤0.6μm，外表面精细亚光Ra≤0.8μm	

1.开机前准备工作

（1）查看设备的使用记录，了解设备的运行情况，检查安全阀、压力表是否完好或损坏；各气缸、机械部件是否完整。

（2）查看设备的清洁记录，并进行必要的清洁，确认设备内无异物，确认双联过滤器完好。

（3）检查设备各连接点的密封状况、阀门、仪表是否正常，管路是否畅通，是否有泄漏。

（4）更换设备状态标识，将“待运行”更换为“运行”标识。检查各阀门是否处于正确的启闭位置，复查无误后方可操作使用。

2.开机

（1）打开主气缸控制开关，关闭排渣门，压紧到位。然后，打开副气缸开关，旋转活套法兰，使其锁紧。打开投料口，进行加料。溶液剂按药材进行加料（工艺定）加料完毕，关闭投料口，打开提取罐进汽阀。

（2）调节冷凝水排出阀，排出冷气及冷凝水。待加热至70～80℃时（具体温度控制按相应品种工艺规程执行），调小蒸汽阀，保持提取罐内药液沸腾。

（3）收油：提取罐加热至70～80℃时，开循环水、回流、收油阀门，调节好回流阀收油，油收集完毕，关闭油阀，回流液全部注入提取罐内。最后将收油桶移至洁净室，进行最终收油。

（4）出料：开出料、排空阀，料液经双联过滤器过滤至药液泵起动药液把提取液输入下道工序。

（5）提取罐内药液泵完后，重新加新的溶剂，进行新一轮提取，直至药材的有效成份全部提尽。

（6）排渣：提取工艺完毕，关闭加热系统，循环冷却系统，开排空系统。开排渣门时，先开启锁紧汽缸，然后开关闭汽缸。若为有机溶媒，先加入适量的水，开启加热蒸汽阀门，冷却系统，回收溶剂，然后排渣。

（7）做好设备的清洁和环境卫生，清场。

（8）按要求准确、认真填写设备的使用记录。

（9）注意事项：提取过程中，操作人员须注意对过程实施数值监控。罐内压力≤0.05MPa；夹层压力≤0.2MPa；压缩空气0.6～0.7MPa。

五、评价反馈

（一）工作评价表

序号	评价内容	评价标准	学生自评（A/B/C）	教师总评
1	提取前准备	1）能学习“知识准备”的内容		
		2）能按人员进出生产区管理规程进出车间		
		3）能按要求完成生产前检查，填写检查记录		
2	提取操作过程	1）能按标准操作规程完成提取操作过程并填写生产记录		
		2）能按标准操作规程正确使用提取相关设备（多功能提取机组、渗漉器等）		
		3）提取中药的提取液、浸膏等符合产品工艺要求		
		4）能正确分析、处理提取过程中出现的问题		
3	提取后清场	1）能按清场管理制度和设备清洁规程完成清场工作		
		2）能正确填写清场记录		
4	浓缩前准备	1）能学习“知识准备”的内容		
		2）能按人员进出生产区管理规程进出车间		
		3）能按要求完成生产前检查，填写检查记录		

续表

序号	评价内容	评价标准	学生自评（A/B/C）	教师总评
5	浓缩操作过程	1）能按标准操作规程完成浓缩操作过程并填写生产记录		
		2）能按标准操作规程正确使用浓缩相关设备（多效浓缩器）		
		3）浓缩中药的浓缩液、浸膏等符合产品工艺要求		
		4）能正确分析、处理浓缩过程中出现的问题		
6	浓缩后清场	1）能按清场管理制度和设备清洁规程完成清场工作		
		2）能正确填写清场记录		
7	分离前准备	1）能学习“知识准备”的内容		
		2）能按人员进出生产区管理规程进出车间		
		3）能按要求完成生产前检查，填写检查记录		
8	分离操作过程	1）能按标准操作规程完成分离操作过程并填写生产记录		
		2）能按标准操作规程正确使用分离相关设备（水提醇沉、醇提水沉、大孔吸附树脂、膜分离；离心机和板框压滤机等）		
		3）中药的分离纯化液、浸膏等符合产品工艺要求		
		4）能正确分析、处理分离过程中出现的问题		
9	分离后清场	能按清场管理制度和设备清洁规程完成清场工作		

（二）车间组长点评

（三）产品质量反馈意见

任务 6-2　还少胶囊浸膏的制备

一、任务书

生产指令：生产成方制剂还少胶囊所需配方中药浸膏，对配方中药进行提取、浓缩等处理，备用。

批生产指令单

批生产指令单号：

<table>
<tr><td>产品名称</td><td></td><td>规　格</td><td colspan="2"></td><td>产品批号</td><td colspan="2"></td></tr>
<tr><td>生产周期</td><td colspan="4"></td><td>工艺规程编号</td><td colspan="2"></td></tr>
<tr><td>批　量</td><td></td><td colspan="2">依　据</td><td colspan="4"></td></tr>
<tr><td colspan="2">名称</td><td colspan="2">物料代码</td><td>单位</td><td colspan="2">领料量</td><td>备注</td></tr>
<tr><td colspan="2"></td><td colspan="2"></td><td></td><td colspan="2"></td><td></td></tr>
<tr><td colspan="2"></td><td colspan="2"></td><td></td><td colspan="2"></td><td></td></tr>
<tr><td colspan="2"></td><td colspan="2"></td><td></td><td colspan="2"></td><td></td></tr>
<tr><td colspan="2"></td><td colspan="2"></td><td></td><td colspan="2"></td><td></td></tr>
<tr><td colspan="8"></td></tr>
<tr><td colspan="5">制表人：</td><td colspan="3">制表日期：　年　月　日</td></tr>
<tr><td colspan="5">车间主管：</td><td colspan="3">签发日期：　年　月　日</td></tr>
<tr><td colspan="5">质量管理部QA主管：</td><td colspan="3">审核日期：　年　月　日</td></tr>
</table>

二、获取资讯

（一）多效浓缩工艺简介

中药浓缩工艺流程类型很多，为了节约能源，很多厂家采用多效浓缩工艺，多效浓缩系由多个单效浓缩器串联而成。多效浓缩器多次利用二次蒸汽：在多效浓缩工艺流程中，第一效通入加热蒸汽所产生的二次蒸汽作为第二效的加热蒸汽，则第二效的加热室相当于第一效的冷凝器，从第二效产生的二次蒸汽又作为第三效的加热蒸汽，如此构成了多效浓缩。由于多效浓缩的操作压力是逐效降低，故多效浓缩器的末效必须与真空系统相连。末效产生的二次蒸汽进入冷凝器被冷凝成水移除，达到浓缩的目的。多效浓缩器多次利用二次蒸汽，因此节约蒸汽并降低生产成本。

在多效蒸发过程中，蒸汽与被浓缩料液流向有多种形式。根据蒸汽与被浓缩料液流向不同，可将多效浓缩工艺流程分为顺流、逆流、平流三种形式。现以三效浓缩为例介绍如下。

1.顺流加料法

顺流加料法又称并流加料法，工艺流程图见图6-2-1所示。此种加料方法是料液与加热蒸汽走向一致，即浓缩料液依次通过一效、二效、三效，从三效出来的料液为浓缩液。

加热蒸汽通过一效的加热室，产生的二次蒸汽引入二效的加热室作为加热蒸汽，二效蒸出的二次蒸汽进入三效的加热室作为加热蒸汽，三效产生的二次蒸汽被蒸汽冷凝移除。

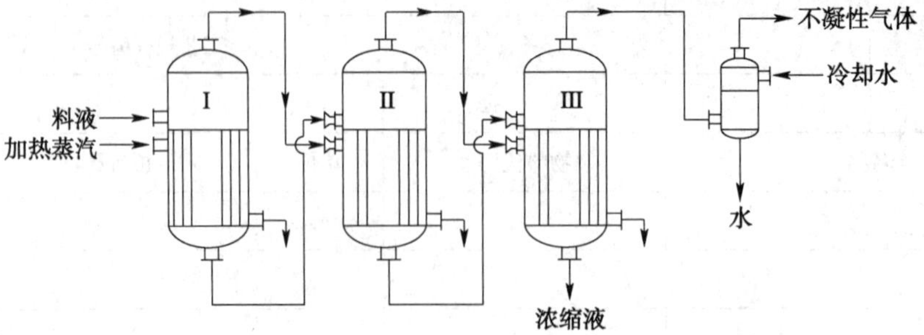

图 6-2-1 顺流加料三效蒸发工艺流程示意图

顺流加料法由于前一效的温度、压力总比后一效的高，故料液不需要泵输送，而是依靠效间的压力差自动送料，操作较简便。并且前一效溶液沸点较后一效的高，当前一效料液流入后一效时，则处于过热状态而自行蒸发，能产生较多的二次蒸汽，使热量消耗较少。但蒸发过程中，料液浓度逐渐增高，沸点则逐渐降低，使黏度逐渐增大，传热系数逐渐降低，生产强度降低。顺流加料法在生产中应用较为广泛，适用于处理黏度不太大的料液。

2.逆流加料法逆流加料法

工艺流程见图6-2-2 所示。此法蒸汽流向与料液流向相反，加热蒸汽的流向与顺流加料法相同，而料液则从末效加入，依次用泵将料液送到前一效，浓缩液由第一效放出。

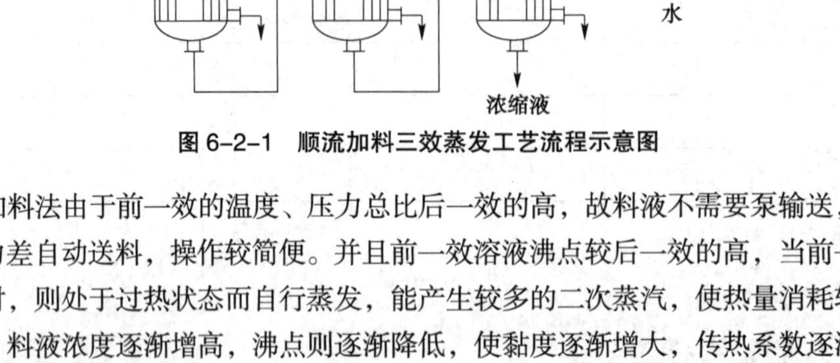

图 6-2-2 逆流加料三效蒸发工艺流程示意图

逆流加料法工艺流程从末效至第一效，溶液浓度逐渐增大，相应的操作温度随之逐渐增高，由于浓度增大黏度上升与温度升高黏度下降的影响基本可以抵消，故各效溶液的黏度变化不大，有利于提高传热系数，但料液均从压力、温度较低之处送入。在效与效之间必须用泵输送，因而能量耗用大、操作费用较高、设备也较复杂。逆流加料法对于黏度随温度和浓度变化较大的料液的蒸发较为适宜，不适于热敏性料液的处理。

3.平流加料法平流加料法

工艺流程见图6-2-3所示。此法是将待浓缩料液同时平行加入每一效的蒸发器中，浓缩液也是分别从每一效蒸发器底部排出。蒸汽的流向仍然从一效流至末效。

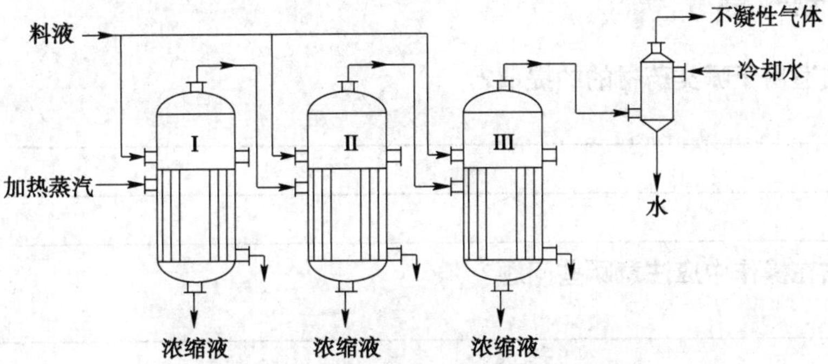

图 6-2-3　平流加料三效蒸发工艺流程图

平流加料能避免在各效之间输送含有结晶或沉淀析出的溶液，故适用于处理蒸发过程有结晶或沉淀析出的料液。

多效浓缩工艺组成形式有多种，可由相同结构形式的蒸发器组成，也可由不同结构形式的蒸发器组成。常见的有二效、三效真空浓缩，二效、三效外加热式浓缩，二效升降薄膜浓缩，三效降膜浓缩等。常用的多效蒸发器的效数为2～3效，可根据蒸发水量的多少来选择。当蒸发水量为500kg/h，可选用单效蒸发器；500～1500kg/h，应选用双效；大于1500kg/h，则选用三效。

（二）中药浓缩生产的技术经济指标

1.浸膏得率定义及计算式

$$浸膏得率（\%）=\frac{实得干浸膏（kg）}{药材投料量（kg）}\times 100\%$$

一般浸膏得率应适中，过低说明浸出不完全或后面的沉降、过滤、浓缩损失过大；浸膏得率过高则说明所含杂质相对较多。

2.某有效成分收率定义及计算式

$$某有效成分收率（\%）=\frac{实得浸膏（kg）\times 某有效成分含量}{药材投料量（kg）\times 某有效成分含量}\times 100\%$$

3.单耗

单耗指产出每千克浸膏(或千克纯有效成分)所消耗药材、有机溶剂、加热蒸汽、电能等的用量，如：

$$乙醇单耗（\%）=\frac{乙醇消耗量（kg）}{实得浸膏（kg）}\times 100\%$$

分子项乙醇应扣除回收量。

三、问题引导

1.浸渍法适用于哪类药材的的提取？

2.浸渍法在操作中应注意哪些问题？

3.浸渍溶剂选择乙醇时，乙醇配制过程是怎样的？

4.常用浓缩方法有哪些？

5.多效浓缩器的工作原理及操作注意事项有哪些？

四、任务实施

（一）操作流程

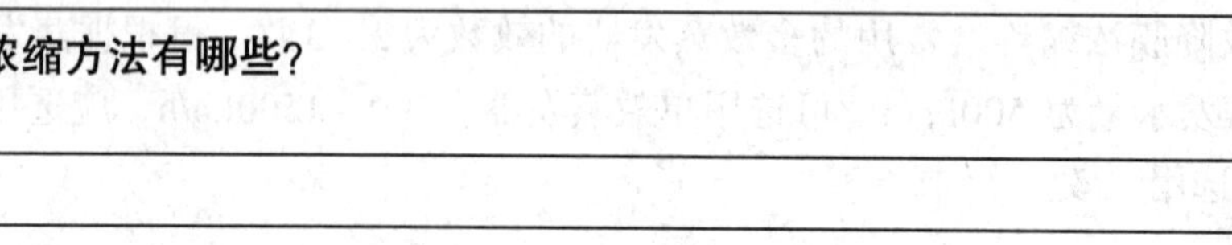

（二）操作过程及工艺条件

1.生产前准备

操作人员的个人卫生应符合规定，穿戴工作服；检查生产区域、设备、容器清洁是否符合规定，是否有《清场合格证》；阅读生产指令，准备原辅料，检查原辅料包装、品名、规格、数量、质量，并由QA签字后接收；悬挂生产状态牌。

2. 生产操作

（1）乙醇浸渍　操作前对生产操作间、设备设施等检查、确认后，熟地黄、枸杞子、茯苓、远志（甘草炙）、牛膝、山茱萸、杜仲（盐制）、巴戟天（炒）、肉苁蓉、楮实子十味饮片按每罐投料量分别投入多功能提取罐内，与石菖蒲、小茴香、五味子蒸馏提取药渣合并，用乙醇进行浸渍；浸渍3次，分次收集浸渍液，经120目双联过滤器过滤后，收集于药液储罐中。

（2）乙醇回收、浓缩　浸渍液经管线输送至单效浓缩浓缩器内，维持蒸汽压力≤0.10MPa，浓缩温度70～85℃，回收乙醇。浓缩药液至适量，经管线输送至洁净区真空减压浓缩器内与同批蒸馏后水溶液清膏、合并浓缩。

（3）浓缩收膏　将同批次蒸馏后水溶液清膏与浸渍浓缩液合并浓缩；维持蒸汽压力在≤0.10MPa，真空度-0.02～-0.08MPa，浓缩成稠膏。用洁净桶盛装，密封，贴"物料签"，入冷藏库，待验。

（4）贮藏　密闭，在冷处保存。防热、防撞击、防倾倒。

3. 质量评价与物料平衡

质量评价：本品应为深棕褐色稠厚的半流体，0.42g/粒浸膏水分应不得过55.0%。

物料平衡合格范围98%~100%。凡物料平衡在合格范围之内，经质量管理部门检查签发"中间产品放行审核单"，可以递交下道工序。

4. 清场

严格执行生产单位的《清场管理制度》《生产区清洁消毒规程》《生产区容器、器具清洁消毒规程》等清场相关文件。

5. 记录

操作结束后及时填写设备运行记录、清场记录、生产记录等相关文件。

乙醇配制记录Ⅰ

产品名称	还少胶囊	规格	0.42g/粒	产品批号		批量	万粒
操作日期	年　月　日		班次		工艺规程编号	TS-09-015	

生产前检查与准备	检查项目	确认结果
	确认乙醇配制岗位有清场合格证并在有效期内，确认工器具、设备处于“已清洁”，及“待运行”状态。	□已确认
	确认岗位相应文件和记录齐全	□已确认
	确认已更换生产状态牌、设备状态牌	□已确认
	备注：已确认请确认人在确认结果项的方框里打“√”	确认人：　复核人：

按《乙醇配制岗位标准操作规程》

乙醇配制罐(编号：　)	乙醇配制罐(编号：　)	乙醇配制罐(编号：　)	乙醇配制罐(编号：　)
高浓度乙醇浓度： 数量　L	高浓度乙醇浓度： 数量　L	高浓度乙醇浓度： 数量　L	高浓度乙醇浓度： 数量　L
乙醇配制后浓度： 数量　L	乙醇配制后浓度： 数量　L	乙醇配制后浓度： 数量　L	乙醇配制后浓度： 数量　L

操作：1.用烧杯从乙醇罐口取样，测定上批次回收乙醇浓度；

2.根据相关产品工艺要求，配制相应乙醇浓度，按下面公式计算配制所加高浓度乙醇、纯化水

计算公式：$V_1=CV/C_1$　　$V_{水}=V-V_1$

其中：V_1为高浓度乙醇体积；$V_{水}$为所加纯化水体积；V为配制所需乙醇量；C为配制所需乙醇浓度；C_1为高浓度乙醇浓度。

配制罐编号	高浓度乙醇体积V_1	配制所需乙醇量V	高浓度乙醇浓度C_1	配制所需乙醇浓度C	纯化水$V_{水}$	配制时间
						时　分　至　时　分
						时　分　至　时　分
						时　分　至　时　分
						时　分　至　时　分

操作人：　　工序负责人：　　QA：

备注

乙醇配制记录Ⅱ

产品名称	还少胶囊	规格	0.42g/粒	产品批号		批量	万粒
操作日期	年　月　日		班次		工艺规程编号	TS-09-015	

	检查项目		确认结果
生产前检查与准备	确认乙醇配制岗位有清场合格证并在有效期内，确认工器具、设备处于“已清洁”，及“待运行”状态。		□已确认
	确认岗位相应文件和记录齐全		□已确认
	确认已更换生产状态牌、设备状态牌		□已确认
	备注：已确认请确认人在确认结果项的方框里打“√”	确认人：	复核人：

按《乙醇配制岗位标准操作规程》

乙醇配制罐(编号：　)	乙醇配制罐(编号：　)	乙醇配制罐(编号：　)	乙醇配制罐(编号：　)
高浓度乙醇浓度： 数量　L	高浓度乙醇浓度： 数量　L	高浓度乙醇浓度： 数量　L	高浓度乙醇浓度： 数量　L
乙醇配制后浓度： 数量　L	乙醇配制后浓度： 数量　L	乙醇配制后浓度： 数量　L	乙醇配制后浓度： 数量　L

操作：1.用烧杯从乙醇罐口取样，测定上批次回收乙醇浓度；

2.根据相关产品工艺要求，配制相应乙醇浓度，按下面公式计算配制所加高浓度乙醇、纯化水

计算公式：$V_1=CV/C_1$　　$V_{水}=V-V_1$

其中：V_1为高浓度乙醇体积；$V_{水}$为所加纯化水体积；V为配制所需乙醇量；C为配制所需乙醇浓度；C_1为高浓度乙醇浓度。

配制罐编号	高浓度乙醇体积V_1	配制所需乙醇量V	高浓度乙醇浓度C_1	配制所需乙醇浓度C	纯化水$V_{水}$	配制时间
						时　分　至　时　分
						时　分　至　时　分
						时　分　至　时　分
						时　分　至　时　分

操作人：	工序负责人：	QA：
备注：		

乙醇配制记录Ⅲ

产品名称	还少胶囊	规格	0.42g/粒	产品批号		批量	万粒
操作日期	年 月 日	班次		工艺规程编号	TS-09-015		

生产前检查与准备	检查项目	确认结果
	确认乙醇配制岗位有清场合格证并在有效期内，确认工器具、设备处于“已清洁”，及“待运行”状态。	□已确认
	确认岗位相应文件和记录齐全	□已确认
	确认已更换生产状态牌、设备状态牌	□已确认
	备注：已确认请确认人在确认结果项的方框里打“√”	确认人： 复核人：

按《乙醇配制岗位标准操作规程》

乙醇配制罐(编号：)	乙醇配制罐(编号：)	乙醇配制罐(编号：)	乙醇配制罐(编号：)
高浓度乙醇浓度： 数量 L	高浓度乙醇浓度： 数量 L	高浓度乙醇浓度： 数量 L	高浓度乙醇浓度： 数量 L
乙醇配制后浓度： 数量 L	乙醇配制后浓度： 数量 L	乙醇配制后浓度： 数量 L	乙醇配制后浓度： 数量 L

操作：1.用烧杯从乙醇罐口取样，测定上批次回收乙醇浓度；

2.根据相关产品工艺要求，配制相应乙醇浓度，按下面公式计算配制所加高浓度乙醇、纯化水

计算公式： $V_1=CV/C_1$ $V_{水}=V-V_1$

其中：V_1为高浓度乙醇体积；$V_{水}$为所加纯化水体积；V为配制所需乙醇量；C为配制所需乙醇浓度；C_1为高浓度乙醇浓度；

配制罐编号	高浓度乙醇体积V_1	配制所需乙醇量V	高浓度乙醇浓度C_1	配制所需乙醇浓度C	纯化水$V_{水}$	配制时间
						时 分 至 时 分
						时 分 至 时 分
						时 分 至 时 分
						时 分 至 时 分

操作人：	工序负责人：	QA：
备注		

浸渍岗位记录

<table>
<tr><td>产品名称</td><td>还少胶囊</td><td>规格</td><td>0.42g/粒</td><td>产品批号</td><td></td><td>批量</td><td>万粒</td></tr>
<tr><td>操作日期</td><td colspan="4">年　月　日至　月　日</td><td>工艺规程编号</td><td colspan="2">TS-09-015</td></tr>
<tr><td colspan="5">检查项目</td><td colspan="3">确认结果</td></tr>
<tr><td rowspan="5">生产前检查与准备</td><td colspan="4">确认浸渍岗位有清场合格证并在有效期内，确认工器具、设备处于“已清洁”及“待运行”状态。</td><td colspan="3">□已确认</td></tr>
<tr><td colspan="4">确认需用仪器、仪表有校验合格证且在有效期内</td><td colspan="3">□已确认</td></tr>
<tr><td colspan="4">确认岗位相应文件和记录齐全</td><td colspan="3">□已确认</td></tr>
<tr><td colspan="4">确认已更换生产状态牌、设备状态牌</td><td colspan="3">□已确认</td></tr>
<tr><td colspan="4">备注：已确认请确认人在确认结果项的方框里打“√”；</td><td colspan="3">确认人：　复核人：</td></tr>
<tr><td colspan="8">石菖蒲、小茴香（盐制）、五味子药渣，用乙醇冷浸三次，浸渍液经双联过滤器滤过。具体操作按《浸渍岗位标准操作规程》《6.0立方多功能提取罐标准操作规程》《多能提取罐、储罐及管道系统清洁标准操作规程》执行。</td></tr>
<tr><td colspan="2">操作</td><td>工艺参数</td><td colspan="3">提取罐编号：</td><td colspan="2">提取罐编号：</td></tr>
<tr><td rowspan="3">第一次</td><td>乙醇</td><td>乙醇量</td><td colspan="3">加入70%乙醇：　L</td><td colspan="2">加入70%乙醇：　L</td></tr>
<tr><td>浸渍时间</td><td></td><td colspan="3">月　日　时　分至
月　日　时　分</td><td colspan="2">月　日　时　分至
月　日　时　分</td></tr>
<tr><td>浸渍液过滤</td><td>120目数
滤网完好 口</td><td colspan="3">目时间：　时　分至　时　分
药液体积：　L贮罐编号：</td><td colspan="2">目时间：　时　分至　时　分
药液体积：　L贮罐编号：</td></tr>
<tr><td rowspan="3">第二次</td><td>加70%乙醇</td><td>药材量的4倍</td><td colspan="3">加入70%乙醇：　L</td><td colspan="2">加入70%乙醇：　L</td></tr>
<tr><td>浸渍时间</td><td></td><td colspan="3">月　日　时　分至
月　日　时　分</td><td colspan="2">月　日　时　分至
月　日　时　分</td></tr>
<tr><td>浸渍液过滤</td><td>120目数
滤网完好 口</td><td colspan="3">目时间：　时　分至　时　分
药液体积：　L贮罐编号：</td><td colspan="2">目时间：　时　分至　时　分
药液体积：　L贮罐编号：</td></tr>
<tr><td rowspan="3">第三次</td><td>加70%乙醇</td><td>药材量的4倍</td><td colspan="3">加入70%乙醇：　L</td><td colspan="2">加入70%乙醇：　L</td></tr>
<tr><td>浸渍时间</td><td></td><td colspan="3">月　日　时　分至
月　日　时　分</td><td colspan="2">月　日　时　分至
月　日　时　分</td></tr>
<tr><td>浸渍液过滤</td><td>120目数
滤网完好 口</td><td colspan="3">目时间：　时　分至　时　分
药液体积：　L贮罐编号：</td><td colspan="2">目时间：　时　分至　时　分
药液体积：　L贮罐编号：</td></tr>
<tr><td colspan="8">移交：浸渍液填写状态标志牌，并挂上；交乙醇回收、浓缩岗位。</td></tr>
<tr><td colspan="8">操作人：　　工序负责人：　　QA：</td></tr>
</table>

乙醇回收记录

产品名称	还少胶囊	规格	0.42g/粒	产品批号		批量	万粒
操作日期	年 月 日至 月 日			工艺规程编号	TS-09-015		

生产前检查与准备	检查项目	确认结果
	确认乙醇回收有清场合格证并在有效期内，确认工器具、设备处于“已清洁”，及“待运行”状态。	□已确认
	确认需用仪器、仪表有校验合格证且在有效期内	□已确认
	确认岗位相应文件和记录齐全	□已确认
	确认已更换生产状态牌、设备状态牌	□已确认
	备注：已确认请确认人在确认结果项的方框里打“√”	确认人：　　复核人：

操作：浸渍液经管线输送至2000型单效浓缩浓缩器内，维持蒸汽压力≤0.10MPa,浓缩温度70～85℃，回收乙醇。具体操作按《乙醇回收岗位标准操作规程》《浓缩岗位标准操作规程》《2000型单效浓缩器标准操作规程》执行。

操作间编号：　　　　浸渍液总量：　　　　L

工艺参数	设备名称：2000单效浓缩器　编号：			设备名称：2000单效浓缩器　编号：		
	时 间	蒸气压力	温度	时 间	蒸气压力	温度
蒸气压力：≤0.1MPa 浓缩温度：70～85℃	时 分	MPa	℃	时 分	MPa	℃
	时 分	MPa	℃	时 分	MPa	℃
	时 分	MPa	℃	时 分	MPa	℃
	时 分	MPa	℃	时 分	MPa	℃
	时 分	MPa	℃	时 分	MPa	℃
	时 分	MPa	℃	时 分	MPa	℃
	时 分	MPa	℃	时 分	MPa	℃
	时 分	MPa	℃	时 分	MPa	℃
	时 分	MPa	℃	时 分	MPa	℃
	时 分	MPa	℃	时 分	MPa	℃
	时 分	MPa	℃	时 分	MPa	℃
	时 分	MPa	℃	时 分	MPa	℃
	时 分	MPa	℃	时 分	MPa	℃

回收乙醇贮罐编号	回收乙醇体积（L）	回收乙醇浓度%	回收乙醇贮罐编号	回收乙醇体积（L）	回收乙醇浓度%
	L	%		L	%
	L	%		L	%

操作人：　　　　工序负责人：　　　　QA：

备注

浓缩收膏记录

产品名称	还少胶囊	规格	0.42g/粒	产品批号		批量	万粒
操作日期	年　月　日	班次		工艺规程编号	TS-09-015		

	检查项目	确认结果
生产前检查与准备	确认浓缩岗位有清场合格证并在有效期内，确认工器具、设备处于“已清洁”及“待运行”状态。	□已确认
	确认需用仪器、仪表有校验合格证且在有效期内	□已确认
	确认岗位相应文件和记录齐全	□已确认
	确认已更换生产状态牌、设备状态牌	□已确认
	备注：已确认请确认人在确认结果项的方框里打“√”	确认人：　　复核人：

操作：将蒸馏水溶液清膏、枣泥吸入2000型真空减压浓缩器中，加热浓缩成稠膏，并于洁净收膏室内收膏；冷却后交冷藏库。具体操作按《浓缩岗位标准操作规程》《2000型真空减压浓缩器标准操作规程》《2000单效浓缩器、2000型真空减压浓缩器及管道系统清洁标准操作规程》执行。

浓缩

操作间编号	工艺参数
	蒸气压力≤0.10MPa；真空度：-0.02～-0.08MPa；浓缩温度60～85℃

设备名称	设备编号	记录时间	蒸气压力（MPa）	真空度（MPa）	浓缩温度（℃）
2000型单效浓缩器		时　分			
2000型单效浓缩器		时　分			

收膏

	检查项目	确认结果
收膏前检查与准备	检查与确认收膏间的清洁与清场合格；物料桶清洁与消毒合格，且在效期内。否则，重新清洁与清场经QA检查合格	□合格□不合格
	确认电子秤清洁，计量检定/校验合格，且在效期内	□合格□不合格
	确认房间温度18~26℃、湿度45~65%、	操作间编号：　　温度____℃，相对湿度____%
物料	蒸馏水溶液清膏（批号）：	数量：　　kg

操作间编号	工艺参数
	蒸气压力≤0.10MPa；真空度：-0.02～-0.08MPa；浓缩温度60～85℃

设备名称	设备编号	记录时间	蒸气压力（MPa）	真空度（MPa）	浓缩温度（℃）
2000型真空减压浓缩器		时　分			

用婆美比重计测试，当浸膏浓缩成稠膏，停止浓缩，于洁净区收膏间进行收膏。

浓缩收膏时间：　日　时　分至　日　时　分　　浸膏相对密度：　　温度：

续表

收膏称量	操作：将物料桶放于电子秤托板上，称量、记录除去皮重；浸膏装入桶内，电子秤计量，盖上桶盖，密闭，贴《物料签》SR-09-003；收膏结束由现场QA设置待验状态，待浸膏降至室温时，放入冷藏库													
	每桶净重kg													
	每桶净重kg													
	每桶净重kg													
	每桶净重kg													
	浸膏重量：________kg共________桶 称量人：　　　　复核人：							收率＝浸膏重量/投料药材重量×100%						
								浸膏收率标准		浸膏收率			偏差	
交接：及时填写《中间产品货位卡》与物料员做好浸膏交接并在《中间产品出入台账》OR-06-025-01送料人项签字确认。								35%~45%		%			□正常□异常	
操作人：						工序负责人：				QA：				
备注：														

车间能量站

2000L单效浓缩器的标准操作程序

单效浓缩器设备主要由加热室，蒸发室，气液分离器，I、II级冷凝器，板式换热器，集液罐等组成。本设备采用了加热室与蒸发室分开，循环管在外的自然循环方式。加热室为列管式换热器，上管箱有喷液管和蒸发室相连通，下管箱通过循环管与蒸发室下部连通，供溶液在蒸发时循环。加热室上部为快开结构，下部底盖也可开启，便于清洗列管。蒸发室上设有视灯，供操作者观察药液的蒸发状况，二次蒸汽用真空泵通过管道抽出。蒸发室设有真空表，便于操作者观察。加热器、蒸发器外均设有保温，保温外用不锈钢板制作外壳，表面做亚光处理。主要技术参数如下：

技术特性表

蒸发量（kg/h）	2000（清水）
浓缩比重	1.1～1.25
加热器壳程设计压力（MPa）	0.3
加热器换热面积（m^2）	35
蒸发室容积（m^3）	2.5
一级冷凝面积（m^2）	54
二级冷凝面积（m^2）	47
冷却面积（m^2）	18
集液罐容积（m^3）	1.2
外形尺寸 长×宽×高（mm）	5905×1850×5275

1.工作原理

蒸汽进入加热室壳程，使管程料液加热至沸点后，料液沸腾气化，从上管箱出口喷入蒸发室内，其所产生的二次蒸汽上升，经管道被抽走，液体往下通过循环，料液中水分不断蒸发掉而得到浓缩。如此循环加热、蒸发达到要求的浓度时，开始出料。

2.操作方法

（1）运行前的检查：检查真空泵是否完好，润滑油是否够量。检查加热室蒸汽进入管前是否装设了安全阀、压力表，且必须调定至合适值。各连接法兰、管件的螺栓是否已拧紧，密封处是否完好。检查各阀门的开启位置是否正确，将“待运行”更换为“运行”标识。

（2）开机运行：

①启动真空泵，使蒸发室内抽真空，待蒸发室的真空表压上升到−0.05MPa以上时开始进料。

②进料操作：要求进料为沸点最好，开启进出料总阀（用户可另外装设进料阀），料液即抽入加热室和蒸发室。观察蒸发室下面的视镜，当料液上升到下面视镜的1/2时，即停止进料，开启蒸汽进口阀（用户在本设备安全阀前装设）进行加热。以及调节冷凝水阀，排出冷气和冷凝水。

③料液的补充，料液在浓缩器进入正浓缩后，料液不断蒸发，体积减少，此时需及时补充料液，可采取下述两种方法：

A.间隔进料：当料液低于第一视镜以下一定距离后，开启进料阀，补充料液到第一视镜1/2处。

B.连续进料：根据蒸发速度调节进料阀，控制进液量大小，使进料量与蒸发量平衡，此法比间隔进料的料液循环速度大，蒸发快，操作也为方便。

④排水操作：当积液罐内存水达液位计2/3时，需及时排水。

⑤放料与集中料液：停止真空泵运转，破坏蒸发室真空，然后打开阀，放出浓缩完毕的料液；放料时，一定要趁热放出，以防止料液在加热管内冷却凝固。

五、评价反馈

（一）工作评价表

序号	评价内容	评价标准	学生自评（A/B/C）	教师总评
1	提取前准备	1）能学习“知识准备”的内容		
		2）能按人员进出生产区管理规程进出车间		
		3）能按要求完成生产前检查，填写检查记录		

续表

序号	评价内容	评价标准	学生自评（A/B/C）	教师总评
2	提取操作过程	1）能按标准操作规程完成提取操作过程并填写生产记录		
		2）能按标准操作规程正确使用提取相关设备（多功能提取机组、渗漉器等）		
		3）提取中药的提取液、浸膏等符合产品工艺要求		
		4）能正确分析、处理提取过程中出现的问题		
3	提取后清场	1）能按清场管理制度和设备清洁规程完成清场工作		
		2）能正确填写清场记录		
4	浓缩前准备	1）能学习“知识准备”的内容		
		2）能按人员进出生产区管理规程进出车间		
		3）能按要求完成生产前检查，填写检查记录		
5	浓缩操作过程	1）能按标准操作规程完成浓缩操作过程并填写生产记录		
		2）能按标准操作规程正确使用浓缩相关设备（多效浓缩器）		
		3）浓缩中药的浓缩液、浸膏等符合产品工艺要求		
		4）能正确分析、处理浓缩过程中出现的问题		
6	浓缩后清场	1）能按清场管理制度和设备清洁规程完成清场工作		
		2）能正确填写清场记录		
7	分离前准备	1）能学习“知识准备”的内容		
		2）能按人员进出生产区管理规程进出车间		
		3）能按要求完成生产前检查，填写检查记录		
8	分离操作过程	1）能按标准操作规程完成分离操作过程并填写生产记录		
		2）能按标准操作规程正确使用分离相关设备（水提醇沉、醇提水沉、大孔吸附树脂、膜分离；离心机和板框压滤机等）		
		3）中药的分离纯化液、浸膏等符合产品工艺要求		
		4）能正确分析、处理分离过程中出现的问题		
9	分离后清场	能按清场管理制度和设备清洁规程完成清场工作		

（二）车间组长点评

____

____

（三）产品质量反馈意见

____

____

任务 6-3　穿心莲浸膏的制备

一、任务书

生产指令：生产成方制剂（穿黄清热胶囊）所需中间产品穿心莲浸膏，对穿心莲进行提取、浓缩、醇沉等处理，备用。

批生产指令单

批生产指令单号：

<table>
<tr><td>产品名称</td><td></td><td>规　格</td><td colspan="2"></td><td>产品批号</td><td colspan="2"></td></tr>
<tr><td>生产周期</td><td colspan="4"></td><td>工艺规程编号</td><td colspan="2"></td></tr>
<tr><td>批　量</td><td></td><td colspan="2">依　据</td><td colspan="4"></td></tr>
<tr><td colspan="2">名称</td><td colspan="2">物料代码</td><td>单位</td><td colspan="2">领料量</td><td>备注</td></tr>
<tr><td colspan="2"></td><td colspan="2"></td><td></td><td colspan="2"></td><td></td></tr>
<tr><td colspan="2"></td><td colspan="2"></td><td></td><td colspan="2"></td><td></td></tr>
<tr><td colspan="2"></td><td colspan="2"></td><td></td><td colspan="2"></td><td></td></tr>
<tr><td colspan="2"></td><td colspan="2"></td><td></td><td colspan="2"></td><td></td></tr>
<tr><td colspan="8"></td></tr>
<tr><td colspan="5">制表人：</td><td colspan="3">制表日期：　年　月　日</td></tr>
<tr><td colspan="5">车间主管：</td><td colspan="3">签发日期：　年　月　日</td></tr>
<tr><td colspan="5">质量管理部QA主管：</td><td colspan="3">审核日期：　年　月　日</td></tr>
</table>

二、获取资讯

（一）水提醇沉工艺

1.水提醇沉的工艺流程

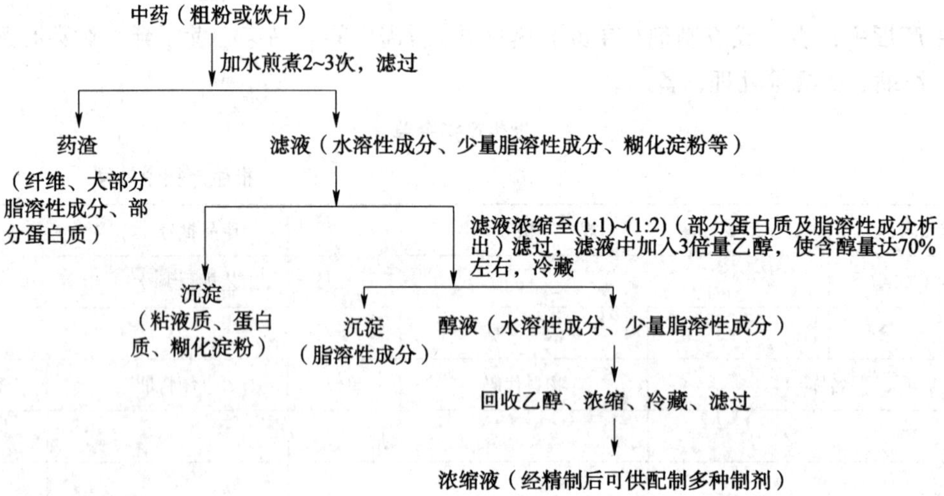

2.加醇量的计算

用乙醇处理时，为使浸出液达一定的含量。可按下列公式计算需加入的乙醇体积。

$$X=\frac{C_2V}{C_1-C_2}$$

式中 X——需加入的乙醇体积，ml；

V——水浸出液的体积，ml；

C_1——加入的乙醇浓度，%；

C_2——水浸出液需要达到的含醇量，%。

例1 现有已浓缩的水浸出药液1000ml，加入乙醇使药液含醇量达75%，问需加入95%乙醇若干毫升？

$$X=\frac{75\times1000}{95-75}=3750\text{ml}$$

3.操作中应注意的事项

（1）醇沉时应采用分次醇沉或以梯度递增的方式逐步提高乙醇浓度，有利于除去杂质，减少杂质对有效成分的包裹而被一起沉出而损失，边加边搅拌。

（2）为防止有效成分损失，药液浓缩应采取低温，减压并尽量缩短浓缩时间，最后所得滤液必须除尽乙醇，再经过必要精制后方可供配制剂型用。

（3）如果药液中含有较多量的鞣质，可分次、少量加入2%～5%明胶溶液，边加边搅拌，使明胶与鞣质结合产生沉淀，冷藏后滤出，滤液再用乙醇处理以除去多余明胶，如最后的药液中含鞣质不多，亦可用鸡蛋清的水溶液沉淀鞣质，过量蛋清经加热后即可凝固滤除，用蛋白质沉淀鞣质，通常在pH值4～5时最灵敏。

（二）醇提水沉工艺

1.醇提水沉法一般工艺流程

方法是取中药粗粉按渗漉法或回流提取法，用70%～90%乙醇提取，提取液回收乙醇后加入2倍量蒸馏用水搅拌，冷藏12小时以上，滤过。沉淀为树脂、色素等脂溶性成分。药液中则为水溶性成分如苷、生物碱盐、氨基酸、水溶性有机酸及鞣质等。流程如下：

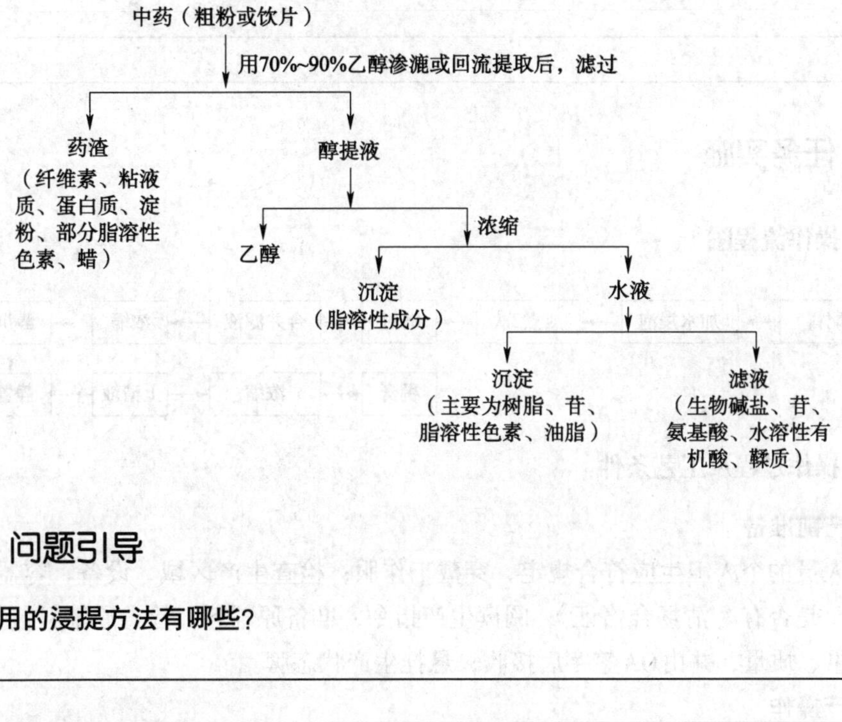

三、问题引导

1.常用的浸提方法有哪些？

2.工业生产常用的提取溶剂有哪些？不同的溶剂各有什么特点？

3.穿心莲主要有效成分是什么？其极性如何？应选用什么样的溶剂进行提取？

4. 水提醇沉法操作过程中应注意什么？加入乙醇量如何计算？

5. 影响浸提液浓缩的因素有哪些？

6. 中药浓缩工艺选择的原则是什么？

四、任务实施

（一）操作流程图

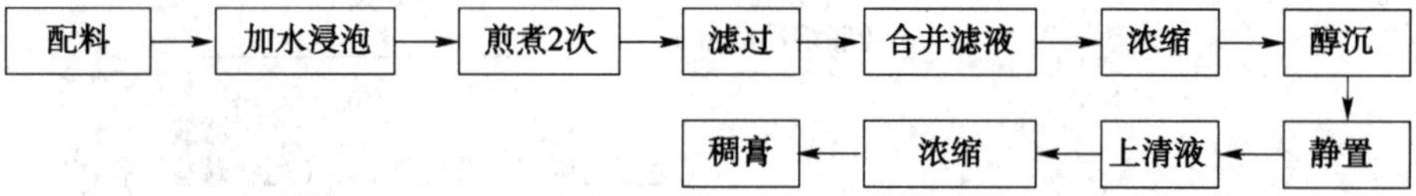

（二）操作过程及工艺条件

1. 生产前准备

操作人员的个人卫生应符合规定，穿戴工作服；检查生产区域、设备、容器清洁是否符合规定，是否有《清场合格证》；阅读生产指令，准备原辅料，检查原辅料包装、品名、规格、数量、质量，并由QA签字后接收；悬挂生产状态牌。

2. 生产操作

（1）药材提取　称取穿心莲按每罐投料量集中存放。操作前对生产操作间、设备设施等检查、确认后，将穿心莲饮片投入多功能提取罐内，煎煮2次，煎煮前浸泡30分钟，煎煮过程中控制蒸汽压力≤0.2MPa，保持罐内沸腾，温度显示为100℃±2℃时，开始计时；分次收集煎液，经双联过滤器滤过（120目），合并滤液，待浓缩。

（2）浓缩　将滤液经管线输送至双效浓缩器，维持蒸汽压力在≤0.15MPa，真空（一效：-0.02～-0.04MPa，二效-0.05～-0.08MPa），浓缩温度（一效：70～85℃，二效60～70℃），浓缩至清膏，经管线输送至醇沉罐，醇沉。

（3）醇沉　将浓缩清膏泵入醇沉罐，冷却启动醇沉罐搅拌桨，泵入乙醇，继续搅拌30分钟，关闭搅拌，静置；取上清液，回收乙醇。

（4）回收乙醇、浓缩　上清液经管线输送至真空减压浓缩器内（TQ164），维持蒸汽压力≤0.10Mpa,真空度-0.04～-0.08MPa，温度70～85℃，回收乙醇，待回收乙醇至无醇味，停止乙醇回收；继续浓缩；维持蒸汽压力在≤0.15MPa，真空度-0.04～-0.08MPa，浓缩至稠膏，经管线输送至收膏室收膏，用洁净桶盛装浸膏，密封，贴《物料签》，入冷藏库，待验。

3.质量评价与物料平衡

穿心莲浸膏质量指标表

项目	质量标准
性状	本品应为深棕褐色稠厚的半流体
检查	水分：应不得过55.0%
含量测定	本品以穿心莲内酯($C_{20}H_{28}O_5$)和脱水穿心莲内酯($C_{20}H_{28}O_4$)的总量计不得少于0.6%(以干膏量计)

凡物料平衡在合格范围之内，经质量管理部门检查签发“中间产品放行审核单”，可以递交下道工序。

4.清场

严格执行生产单位的《清场管理制度》《生产区清洁消毒规程》《生产区容器、器具清洁消毒规程》等清场相关文件。

5.记录

操作结束后及时填写设备运行记录、清场记录、生产记录等相关文件。

提取煎煮记录Ⅰ

产品名称	穿黄清热胶囊	规格	每粒装0.41g	产品批号		批量	万粒
操作日期	年 月 日	班次		工艺规程编号	TS-09-019		

	检查项目	确认结果
生产前检查与准备	确认提取煎煮岗位有清场合格证并在有效期内，确认工器具、设备处于“已清洁”及“待运行”状态。	□已确认
	确认需用仪器、仪表有校验合格证且在有效期内	□已确认
	确认岗位相应文件和记录齐全并受控	□已确认
	确认已更换生产状态牌、设备状态牌	□已确认
	备注：已确认请确认人在确认结果项的方框里打“√” 确认人： 复核人：	

操作：将穿心莲饮片投入提取罐内，加水煎煮二次，第一次浸泡30分钟后再煎煮，合并煎液，滤过。具体操作按《提取岗位标准操作规程》《6.0立方多功能提取罐标准操作规程》《多能提取罐、储罐及管道系统清洁标准操作规程》执行。

	项　目	参数	提取罐编号：	提取罐编号：
煎煮第一次	饮片重量	数量准确	穿心莲饮片：________kg；	穿心莲饮片：________kg；
	筛网完整性确认	完好	提取罐除渣门筛网：□完好 □不完好 双联过滤器筛网：□完好 □不完好	提取罐除渣门筛网：□完好 □不完好 双联过滤器筛网：□完好 □不完好
	加饮用水	-------	L	L
	浸泡时间	30分钟	时 分 至 时 分	时 分 至 时 分
	升温时间	——	时 分 至 时 分	时 分 至 时 分
	蒸汽压	≤0.2MPa	MPa	MPa
	提取温度	100℃±2℃	℃	℃
	煮沸时间	-------	时 分 至 时 分	时 分 至 时 分
过滤	筛网目数	120目	□是 □否	□是 □否
	时间	————	时 分 至 时 分	时 分 至 时 分
	收集提取液量	————	贮罐编号： 药液： L	贮罐编号： 药液： L
煎煮第二次	加饮用水	——	L	L
	升温时间	——	时 分 至 时 分	时 分 至 时 分
	蒸汽压	≤0.2MPa	MPa	MPa
	提取温度	100℃±2℃	℃	℃
	煮沸时间	————	时 分 至 时 分	时 分 至 时 分
过滤	筛网目数	120目	□是 □否	□是 □否
	时间	————	时 分 至 时 分	时 分 至 时 分
	收集提取液量	————	贮罐编号： 药液： L	贮罐编号： 药液： L

操作人：	工序负责人：	QA：
备注：		

提取煎煮记录Ⅱ

产品名称	穿黄清热胶囊	规格	每粒装0.41g	产品批号		批量	万粒
操作日期	年 月 日	班次		工艺规程编号	TS-09-019		

生产前检查与准备	检查项目	确认结果
	确认提取煎煮岗位有清场合格证并在有效期内，确认工器具、设备处于“已清洁”及“待运行”状态。	□已确认
	确认需用仪器、仪表有校验合格证且在有效期内	□已确认
	确认岗位相应文件和记录齐全并受控	□已确认
	确认已更换生产状态牌、设备状态牌	□已确认
	备注：已确认请确认人在确认结果项的方框里打“√” 确认人： 复核人：	

操作：将穿心莲饮片投入提取罐内，加水煎煮二次，合并煎液，滤过。具体操作按《提取岗位标准操作规程》《6.0立方多功能提取罐标准操作规程》《多能提取罐、储罐及管道系统清洁标准操作规程》执行。

	项 目	参数	提取罐编号：	提取罐编号：
煎煮第一次	药材重量	数量准确	穿心莲饮片：____kg； 一枝黄花饮片：____kg；合计：____kg	穿心莲饮片：____kg； 一枝黄花饮片：____kg；合计：____kg
	筛网完整性确认	完好	提取罐除渣门筛网：□完好 □不完好 双联过滤器筛网：□完好 □不完好	提取罐除渣门筛网：□完好 □不完好 双联过滤器筛网：□完好 □不完好
	加饮用水	————	L	L
	浸泡时间	30分钟	时 分 至 时 分	时 分 至 时 分
	升温时间	————	时 分 至 时 分	时 分 至 时 分
	蒸汽压	≤0.2MPa	MPa	MPa
	提取温度	100℃±2℃	℃	℃
	煮沸时间	————	时 分 至 时 分	时 分 至 时 分
过滤	筛网目数	120目	□是 □否	□是 □否
	时间	————	时 分 至 时 分	时 分 至 时 分
	收集提取液量	————	贮罐编号： 药液： L	贮罐编号： 药液： L
煎煮第二次	加饮用水	————	L	L
	升温时间	————	时 分 至 时 分	时 分 至 时 分
	蒸汽压	≤0.2MPa	MPa	MPa
	提取温度	100℃±2℃	℃	℃
	煮沸时间	————	时 分 至 时 分	时 分 至 时 分
过滤	筛网目数	120目	□是 □否	□是 □否
	时间	————	时 分 至 时 分	时 分 至 时 分
	收集提取液量	————	贮罐编号： 药液： L	贮罐编号： 药液： L

操作人：	工序负责人：	QA：
备注：		

浓缩记录

产品名称	穿黄清热胶囊	规格	每粒装0.41g	产品批号		批 量	万粒
操作日期	年　月　日		班次		工艺规程编号	TS-09-019	

生产前检查与准备	检查项目	确认结果
	确认浓缩岗位有清场合格证并在有效期内，确认工器具、设备处于“已清洁”及“待运行”状态。	□已确认
	确认需用仪器、仪表有校验合格证且在有效期内	□已确认
	确认岗位相应文件和记录齐全并受控	□已确认
	确认已更换生产状态牌、设备状态牌	□已确认
	备注：已确认请确认人在确认结果项的方框里打“√”　确认人：　　复核人：	

操作：煎煮药液经管线输送至双效浓缩器，维持蒸汽压力在≤0.15MPa，真空：一效-0.02～-0.04MPa，二效-0.05～-0.08MPa；浓缩温度：一效70~85℃，二效60~70℃；浓缩成清膏，经管线输送至醇沉罐，醇沉。每2小时记录一次。具体操作按《浓缩岗位标准操作规程》《2000型双效浓缩器标准操作规程》《$6m^3$醇沉罐、2000型真空减压浓缩器及收膏管道系统清洁标准操作规程》执行。

操作间编号		药液体积：　L	浓缩时间：　日　时　分至　日　时　分

设备名称	时间		时　分	时　分	时　分	时　分	时　分	时　分
2000型双效浓缩器	蒸汽压力		MPa	MPa	MPa	MPa	MPa	MPa
	浓缩温度	一效	℃	℃	℃	℃	℃	℃
设备编号		二效	℃	℃	℃	℃	℃	℃
	真空度	一效	MPa	MPa	MPa	MPa	MPa	MPa
		二效	MPa	MPa	MPa	MPa	MPa	MPa
设备名称	时间		时　分	时　分	时　分	时　分	时　分	时　分
2000型双效浓缩器	蒸汽压力		MPa	MPa	MPa	MPa	MPa	MPa
	浓缩温度	一效	℃	℃	℃	℃	℃	℃
设备编号		二效	℃	℃	℃	℃	℃	℃
	真空度	一效	MPa	MPa	MPa	MPa	MPa	MPa
		二效	MPa	MPa	MPa	MPa	MPa	MPa

收膏交接	当清膏相对密度达到要求时，交醇沉岗位进行醇沉。					
	收率=清膏体积×相对密度/药材总重量×100%			收膏	相对密度：　（　℃）;	
	清膏收率范围	收率%	偏差		清膏数量：________L;	
	30%～45%		□正常 □异常	交接	交料人	接料人

操作人：	工序负责人：	QA：
备注：		

乙醇配制、醇沉记录

产品名称	穿黄清热胶囊	规格	每粒装0.41g	产品批号		批量	万粒
操作日期	年　月　日 至　年　月　日				工艺规程编号	TS-09-019	

生产前检查与准备	检查项目	确认结果
	确认醇沉岗位有清场合格证并在有效期内，确认工器具、设备处于“已清洁”及“待运行”状态。	□已确认
	确认岗位相应文件和记录齐全并受控	□已确认
	确认已更换生产状态牌、设备状态牌	□已确认
	备注：已确认请确认人在确认结果项的方框里打“√”	确认人：　复核人：

设备名称：醇沉罐	设备编号：	操作间编号：

按《醇沉岗位标准操作规程》《醇沉罐标准操作规程》《醇沉罐及管道系统清洁标准操作规程》执行

核对穿黄清热胶囊清膏数量、相对密度。

穿黄清热胶囊清膏数量＝　L;　相对密度ρ＝

乙醇配制

配制清膏体积的5倍量乙醇浓度的计算公式：

1.用烧杯从乙醇罐口取样，测定上批次回收乙醇浓度；

2.根据相关产品工艺要求，配制相应乙醇浓度，按下面公式计算配制所加高浓度乙醇、纯化水

计算公式：　$V_1=CV/C_1$　　$V_水=V-V_1$

其中：V_1为高浓度乙醇体积；$V_水$为所加纯化水体积；V为配制所需乙醇量；C为配制所需乙醇浓度；C_1为高浓度乙醇浓度；

乙醇配制罐(编号：　);	高浓度乙醇浓度：　(　℃)，数量　L
	乙醇配制后浓度：　(　℃)，数量　L

高浓度乙醇体积V_1	配制所需乙醇量V	高浓度乙醇浓度C_1	配制所需乙醇浓度C	纯化水$V_水$	配制时间
					时　分　全　日　时　分
					时　分　至　日　时　分

醇沉

操作：开启醇沉罐搅拌浆、夹层冷却循环水，冷却至常温后，向醇沉罐内泵入乙醇，泵入量为清膏体积量的5倍，乙醇加完后继续搅拌30分钟，关闭搅拌，静置后取上清液备用。

项目	参数	醇沉罐编号：
乙醇加入量	清膏体积量的5倍量	加入乙醇数量：　L；浓度：
搅拌时间	30分钟	乙醇加完后搅拌时间：　时　分至　时　分
醇沉液含醇量	——	%
静置时间	——	静置时间：　时　分至　时　分

操作人：	工序负责人：	QA：

备注：

乙醇回收、浓缩、收膏记录

产品名称	穿黄清热胶囊	规格	每粒装0.41g	产品批号		批量	万粒
操作日期	年 月 日	班次		工艺规程编号	TS-09-019		

生产前检查与准备	检查项目	确认结果
	确认乙醇回收有清场合格证并在有效期内，确认工器具、设备处于“已清洁”，及“待运行”状态	□已确认
	确认需用仪器、仪表有校验合格证且在有效期内	□已确认
	确认岗位相应文件和记录齐全	□已确认
	确认已更换生产状态牌、设备状态牌	□已确认
	备注：已确认请确认人在确认结果项的方框里打“√”	确认人： 复核人：

操作：①取醇沉上清液于真空减压浓缩器中，回收乙醇，减压回收至无醇味，停止回收乙醇；继续减压浓缩至稠膏；②乙醇回收过程控制蒸汽压力≤0.10 MPa，浓缩过程控制浓缩器蒸汽压力≤0.15MPa，真空度-0.02～-0.08MPa，温度60～85℃，每2小时记录一次；具体操作按《乙醇回收岗位标准操作规程》《浓缩岗位标准操作规程》《2000双效浓缩器标准操作规程》《6m^{3}醇沉罐、2000型真空减压浓缩器及收膏管道系统清洁标准操作规程》执行

操作间编号	上清液体积： L

项目	工艺参数	设备名称：2000型真空减压浓缩器		设备编号：
		记录时间	蒸汽压力	药液温度
乙醇回收	蒸汽压力≤0.1MPa、温度70～85℃	时 分	MPa	℃
		时 分	MPa	℃
		时 分	MPa	℃
		时 分	MPa	℃
	回收乙醇贮罐编号：		回收乙醇浓度： %	回收乙醇体积： L
浓缩	工艺参数	时 分	时 分	时 分
	蒸汽压力≤0.15MPa	MPa	MPa	MPa
	浓缩温度60～85℃	℃	℃	℃
	真空度-0.02～0.08MPa	MPa	MPa	MPa
浓缩起止时间： 日 时 分至 日 时 分				

收膏称重交接	当浸膏相对密度达到要求时，用洁净物料桶在收膏间进行收膏，并贴上物料状态标识，冷却后交冷藏库								
	操作间编号：		相对密度： ；温度：				浸膏重量： kg		
	浸膏桶编号								
	净重（kg）								
	浸膏收率范围	浸膏收率(%)	偏差		收率＝浸膏重量/投入药材重量 x 100%				
	10% ～20%		□正常 □异常		交料人：		接料人：		

操作人：	工序负责人：	QA：
备注		

车间能量站

（一）2000L双效浓缩器的标准操作程序

本设备主要由Ⅰ、Ⅱ效加热器，Ⅰ、Ⅱ效蒸发器，Ⅰ、Ⅱ级列管式冷凝器，集液罐，板式换热器等组成。加热器为列管式，管间通蒸汽，冷凝液由下部直接排出，下部接进料管、出料管。上部有快开式法兰盖，便于清洗列管。蒸发器设有视镜、温度计、真空表、排空阀、视镜人孔等接口，供操作时作观察药液进料及蒸发状况用，下部循环管与加热器相通。冷凝器为列管式。集液罐供冷凝液贮存，集液罐有隔层，下层供贮存排放，上层供排放时暂存，下部有液位计可观察存液高度。主要技术参数如下。

技术特性表

蒸发量（kg/h）	2000（清水）
一效蒸汽设计压力（MPa）	0.3
一效加热室面积（m^2）	26
二效加热室面积（m^2）	38
一效蒸发室容积（m^2）	2.15
二效蒸发室容积（m^2）	2.15
一级冷凝器面积（m^2）	47
二级冷凝器面积（m^2）	33
冷却器面积（m^2）	12
集液罐容积（m^3）	1.66
外形尺寸长×宽×高（mm）	8450×1750×5250

1.工作原理

（1）由锅炉供给的一次蒸汽进入一效加热室壳程，管程料液受热产生沸腾，从上管箱出口喷入一效蒸发室内，其所产生的二次蒸汽上升被抽走，液体往下通过循环，料液中水分被不断蒸发掉而得到浓缩。

（2）由一效蒸发室出来的二次蒸汽通过管道进入二效的加热室壳程，替代锅炉的一次蒸汽作为加热的热源，二效的料液受热，沸腾蒸发。由控制各效的不同真空度，使各效的沸点不同，形成换热的温差动力，使各效料液中水分被不断蒸发，待达到所需比重后，即热放出浓缩液。

2.操作方法

（1）运行前的检查　检查真空泵是否完好；检查一效加热室蒸汽进入管前是否装设了安全阀、压力表，且必须调定至合适值；各连接法兰、管件的螺栓是否已拧紧，密封处是否完好；检查各阀门的开启位置是否正确，将“待运行”更换为“运行”标识。

（2）开机运行。

①启动真空泵开始工作，使蒸发室内抽真空，待蒸发室的真空表均上升到−0.05MPa以上时开始进料。

②进料操作：要求进料为沸点最好，先进一效，开启一效进出料总阀，料液即抽入一效加热室和蒸发室。观察蒸发室下部的视镜，当料液上升到视镜的1/2时，一效即停止进料，开启蒸汽进口阀（用户在本设备前装设安全阀）进行加热。以及调节冷凝水阀，排出冷气和冷凝水。

③开启二效进料分阀，料液进入二效加热室和蒸发室，当料液加到下部视镜的1/2时，并关闭进料阀。注：进料时料液面低于喷液管口。

④调节阀的开启量，控制各效真空大小，保持各效的蒸发温度差，以使料液进入浓缩阶段。

⑤料液的补充，料液在浓缩器进入正浓缩后，料液不断蒸发，体积减少，此时需及时补充料液，可采取下述两种方法：

A.间隔进料：当料液低于下部视镜以下一定距离后，开启各进料分阀，补充料液到下部视镜1/2处。

B.连续进料：根据各效蒸发速度调节进料分阀，控制进液量大小，使进料量与蒸发量平衡，此法比间隔进料的料液循环速度大，蒸发快，操作也为方便。

（3）放料与集中料液。

①放料：停止真空泵运转，破坏一效真空，然后打开放料阀，放出一效浓缩完毕的料液。然后破坏二效真空，再打开二效放料阀，放出二效浓缩完毕的料液。

②集中料液：当物料经一段时间浓缩后，一般来说，其一效的浓缩比较二效的要大，此时若要使二效的料液继续浓缩，可集中到一效进行。将二效的浓缩液抽到一效（此时只要使一效保持真空即可），关闭二效真空阀，破坏二效真空，打开二效排料阀，则二效料液被吸入一效。二效放料完毕后，再进新料进行浓缩。

③放料时，一定要趁热放出，以防止料液在加热管内冷却凝固，若料液集中于一效蒸发，而二效不再进新料时，应通清水于二效进行煮罐，清除残留污垢。

（二）6.0立方醇沉罐的标准操作程序

本设备主要由醇沉罐体及搅拌轴组成。附件（如人孔、进出口、视镜等）合理分布，醇沉过程可观察、操作简便容易。上部为标准椭圆封头，便于搅拌；下为锥形封头，便于沉淀物集中；各管口连接处均处理，保证其转角部分以R圆弧平滑过渡；避免产品残留。

1.操作前检查

检查确认本罐已清洗消毒待用；检查确认各连接管密封完好，各阀门开启正常；检查确认各控制部分（含电气、仪表）正常，将状态表示“待运行”改为“运行”。

2.生产操作

（1）按工艺要求开启进料阀分别向罐内加入配方好的酒精和浓缩料液，到适量后关闭进料阀，向夹套通入冷却水。

（2）开启电机进行搅拌。

（3）待罐内液温达到工艺要求的沉淀温度和时间时，停止搅拌，并将出液口转动到朝上的位置，同时关闭夹套冷却水阀门。

（4）慢慢开启上清出液阀，通过上部视镜孔观察罐液面及沉渣的位置，随液面下降，慢调顶部手轮，使出液管不露出液面，待上清液抽完停止手轮转动完成出液。

（5）出液完毕，开启底盖将沉渣排掉，并进行清洗。

3.生产结束

对本罐按设备保养条款进行清洗、消毒。

能力拓展

（一）生产工艺管理要点

1.煎煮岗位　应控制好煎煮的温度、压力、时间、加水量及次数，操作时要严格执行工艺规程，必要时可补充煎煮水份。煎煮液过滤后合并入贮罐。

2.醇沉岗位　醇沉淀时要检查浓缩液的相对密度应合格；沉淀用的乙醇液浓度，加入量应符合规定，洗涤残渣所用的乙醇液浓度应与上清液的含醇量相同。

3.浓缩岗位　浓缩的工艺技术参数应经验证确认。浓缩时控制好温度、压力、浓缩速度等，并定时记录。①薄膜蒸发时应控制进液的粘度，相对密度(或浓缩比)，以避免局部干壁。②常压蒸发应控制药液受热时间、温度防止锅底结焦，并注意车间的通风、排气。③减压浓缩应控制真空度，并定时记录，操作时谨防泡溢。如使用有机溶媒，应注意安全、防爆。回收的有机溶媒装桶后，每件附标签，标明品名、数量、浓度、日期、工号，转中间站备用。根据工艺规定浓缩至规定浓度的浸膏装入洁净容器，每件容器均应附有标志，注明品名、规格、批号、数量、生产日期、操作者等。经质量检验合格后交下一工序或入冷库。

（二）质量控制要点

包括以下要点：①煎煮、浓缩：原料药材净度、加水量，煎煮温度、时间、次数、压力、浓缩液的相对密度。②醇沉：乙醇浓度、加入量、沉淀时间等。③真空浓缩：真空度、温度、时间、浓缩液相对密度、数量、性状等。

五、评价反馈

（一）工作评价表

序号	评价内容	评价标准	学生自评（A/B/C）	教师总评
1	提取前准备	1）能学习“知识准备”的内容		
		2）能按人员进出生产区管理规程进出车间		
		3）能按要求完成生产前检查，填写检查记录		
2	提取操作过程	1）能按标准操作规程完成提取操作过程并填写生产记录		
		2）能按标准操作规程正确使用提取相关设备（多功能提取机组、渗漉器等）		
		3）提取中药的提取液、浸膏等符合产品工艺要求		
		4）能正确分析、处理提取过程中出现的问题		
3	提取后清场	1）能按清场管理制度和设备清洁规程完成清场工作		
		2）能正确填写清场记录		
4	浓缩前准备	1）能学习“知识准备”的内容		
		2）能按人员进出生产区管理规程进出车间		
		3）能按要求完成生产前检查，填写检查记录		
5	浓缩操作过程	1）能按标准操作规程完成浓缩操作过程并填写生产记录		
		2）能按标准操作规程正确使用浓缩相关设备（多效浓缩器）		
		3）浓缩中药的浓缩液、浸膏等符合产品工艺要求		
		4）能正确分析、处理浓缩过程中出现的问题		
6	浓缩后清场	1）能按清场管理制度和设备清洁规程完成清场工作		
		2）能正确填写清场记录		
7	分离前准备	1）能学习“知识准备”的内容		
		2）能按人员进出生产区管理规程进出车间		
		3）能按要求完成生产前检查，填写检查记录		
8	分离操作过程	1）能按标准操作规程完成分离操作过程并填写生产记录		
		2）能按标准操作规程正确使用分离相关设备（水提醇沉、醇提水沉、大孔吸附树脂、膜分离；离心机和板框压滤机等）		
		3）中药的分离纯化液、浸膏等符合产品工艺要求		
		4）能正确分析、处理分离过程中出现的问题		
9	分离后清场	能按清场管理制度和设备清洁规程完成清场工作		

（二）车间组长点评

____

____

（三）产品质量反馈意见

____

____

附录

一、中药制剂前处理实训车间清场管理制度（仅供参考）

（一）目的

建立清场管理制度，防止混药、差错及交叉污染，确保工作场所和仪器的清洁卫生。

（二）适用范围

适用于各实训室清场管理。

（三）责任者

中药制剂前处理实训中心负责人、管理人员、各实训带教老师、实训学生。

（四）管理制度

1.清场的频次：在以下情况必须清场：

（1）每个生产实训阶段结束后。

（2）中途停止实训一个工作日。

（3）每个实训项目完成后。

2.清场的内容及要求

（1）实训室内操作仪器上无前次产品遗留物，设备无油垢。

（2）地面无积灰、无结垢，门窗、室内照明灯、风管、墙面、开关箱外壳无积灰。

（3）使用的工具、容器、衡器无异物，无前次产品的遗留物。

（4）包装工序调换品种、规格或批号前，多余的标签、说明书及包装材料应全部按规定处理。

（5）室内不得存放与生产无关的杂物，各实训工序的生产尾料、废弃物按规定处理好，整理好生产记录。

（6）各工序调换品种时彻底清洗设备、工具、墙壁门窗及地面等。

3.清场的方法及程序

（1）设备的清洗：按各设备清洗程序操作；清洗前必须首先切断电源。

凡能用水冲洗的设备，可先用饮用水湿浸泡润湿后（水中加有清洁剂），抹洗一次，再用饮用水冲洗至无污水，然后再用纯化水冲洗两次。

不能直接用水冲洗的设备，先扫除设备表面的积尘，凡是直接接触药物的部位可用纯水浸湿抹布擦抹直至干净；能拆下的零部件应拆下按3.1.1方法洗涤，其它部位用一次性抹布或沾取酒精擦抹干净。

凡能在清洗间清洗的零部件和能移动的小型设备尽可能在清洁间清洗烘干。

（2）工具、容器的清洗　一律在清洁间清洗，先用饮用水清洗干净，再用纯化水清洗两次，移至烘箱烘干。

（3）门窗、灯具、风管、地面、墙壁等的清洗　门、窗、墙壁、灯具、风管等先用干抹布擦抹掉其表面灰尘，再用饮用水浸湿抹布擦抹直到干净；擦抹灯具时应先关闭电源；

凡是设有地漏的工作室，地面用饮用水冲洗干净，无地漏的工作室用拖把抹干净（洁净后用洁净区的专用拖把）。

4. 清场结束后，清场者及时填写《清场工作记录》见附表，并通知实训中心进行清场检查，检查合格签发《清场合格证》，并将《清场合格证》插在工作室的状态标示牌内。如检查不合格，不得签发《清场合格证》，要重新清场直到合格。

5.《清场工作记录》《清场合格证》均一式二份，正本存本次实训生产记录，副本存下次实训生产记录。

6. 检查方法：根据该制度和各工序清场工作记录的内容采取一看二摸的检查方法。

（1）一看　查看工作间及设备内外有无上批产品遗留物、油垢；查看工具、容器、衡器有无异物及上批产品遗留物；看看门窗、墙壁、排风管道表面、开关箱外壳有无积灰，粉灰；查看工作间地面有无积灰、积水；检查尾料、废弃物是否清除；检查生产记录是否整理好；包装工序还要检查文字说明的内包材料、标签、说明书、合格证、中、小盒是否按规定处理并作好记录；

（2）二摸　凡直接与药品接触的设备部件，盛装容器、计量器具等、戴白色手套触摸与药品直接接触的部位，应无油污、灰尘。

7. 凡清场合格的工场，必须拟发清场合格证，在下次实训前，操作人员应对设备直接接触药品的部位，工具容器等进行消毒，并填好各工序生产前消毒记录，检查合格后再进行生产。

8. 凡清场合格的工作室，门应常闭，人员不得随意进入。

二、GMP关于中药制剂前处理的基本要求

中药制剂前处理包括了中药的提取、分离、纯化、浓缩、干燥、粉碎、筛析与混合等制药过程，是GMP符合性检查的一个重要组成部分，特别是对生产厂房、生产环境和生产设备，GMP均有较为详细的要求和严格的规定。只有严格按GMP的要求对中药制剂进行前处理，才能确保所得的半成品质量均一、稳定，也才能确保最终成品的安全性、有效性、稳定性、均一性和经济性。

在进行中药制剂前处理时，要重点防止药材的混药、污染或交叉污染，其生产环境要

符合相应的卫生条件，各操作过程的方式、方法和各工序的时间（如药材的浸泡时间）均应符合生产工艺规程的要求。各工序操作结束后，将物料放入适宜的清洁容器中，在容器的内外均应放入标签，在标签上注明：品名、规格、工序、数量、批号、容器数量、操作人、复核人、有效期等内容。

（一）制剂用中药的处理

生产加工前要制订批生产指令，按批生产指令进行备料；领用物料制度的执行情况及药材的鉴别记录。毒性药、贵细药的领用以及称量应有严格的监督和复核措施，领、发双方均应有签名记录。称量所用工具、容器应具有防止交叉污染的措施，盛装物料的容器内外均应有物料标签，处方组成后的药物应相对集中定置、定量放置。

粉碎间应有防止粉尘外溢的措施，并有有效的粉尘收集设备，物料进出口均应安装磁铁，不同药品粉碎区域的环境应具有防止交叉污染的措施。粉碎、过筛应有筛网质量的要求，并有药粉细度定期检查记录，专用粉碎、过筛设备应有定期清洁制度，其设备上应有状态标志和清洁记录。总混操作，应采用有效的保证混合均匀性的措施，并应有检查记录。兑入药物细粉的方法，应保证套研均匀。盛装药粉的容器应清洁、具盖，一般专用，容器内外均应有标签。共用的容器，应有严格的清洁规程并有记录。粉碎后的药粉应有专用仓库贮存，并规定贮存期限。直接采用粉末入药的药粉及需灭菌的药粉，其灭菌方法应有各自的规定，灭菌后的药粉盛装容器应灭菌，贮存环境应符合要求。

（二）中药浸出物的制备

药材用于提取前，需查看其物料的检验合格报告书，并核对药材的品名、批号、数量、件数、来源、生产工序及日期，查看交接记录是否与之相符。在生产现场可设临时贮料室，用以暂时存放即将投入生产的原辅料。贮料室应有专人管理，负责物料的领、发和保管，并核对进出物料。

称量用的量器、衡器应有定期校正的记录和合格证，量器应在计量检验的范围之内。量器的精密度、衡器的感量应与衡量物料的量相适应。严格按处方称量，投料操作人员与复核人在核对工作结束后应及时在记录上各自签字。

提取一般采用煎煮法、浸渍法、渗漉法和蒸馏法等方法进行提取有效成分。该工序要有严格的清场记录，生产操作前应有清场复查合格记录。生产不同品种时，各提取设备之间应有明显、有效的隔离措施，设备的外部及操作场地不应有任何药材遗留物。与生产无关的原料不得进入生产现场。煎煮法是根据药材不同要求及设备容量，控制投料量和加水量以及煎煮时间。浸渍法所用原料应符合生产工艺规程规定。蒸馏法的投料符合工艺规程要求，注意控制蒸馏时间和蒸馏温度。

过滤所用的滤器、滤材应符合要求，用前应检查，用后应清洗并有记录，沉淀物如需洗涤，所用的溶剂应符合要求，不得影响产品质量。共用的浓缩设备应有每一品种使用后的清洁或灭菌规程，并按规程进行清场，清场要有记录，非密闭状态的浓缩操作在D级洁净厂房内进行。薄膜蒸发浓缩时，其设备应专用，并有防止局部干焦的措施；常压浓缩其操作应有防止设备底部结焦措施；减压浓缩时，其设备的入口处应安装与生产洁净级别要求相适应的滤器。浓缩后的物料应有质量检测标准，其检测结果应有记录，浓缩后的物料应装入带盖的清洁容器内，并挂有相应的状态标识牌。

采用醇沉法加入乙醇浓度及溶剂量应符合生产工艺规程的要求，采用水沉法应用纯化水，其水量应符合生产工艺规程的要求，所用容器、设备均应具盖，不得敞口。同一干燥设备每次只能用于干燥一种物料。更换批号或品种时应有清场复查记录。干燥设备应定期检查温度均匀性，并有检测记录。减压干燥时，空气入口处应有净化除尘装置；喷雾干燥应控制药液浓度和进样速度，进出口温度应定时监测，并有记录。沸腾干燥所用的空气应净化除尘，其设备应定期清洁。干燥后的干膏冷却后立即装入具盖的清洁容器内，并有品名、批号等明显标志。

粉碎、过筛设备应有生产操作前的清场复查合格记录，干燥粉碎后应装入清洁、具盖的容器内；盛装容器应有品名、批号、数量、工序、生产日期等明显标志。在进行此项目检查时应注意，同一批干膏粉应为同一混合器内混合的均匀物料，同一品种的同一批号分次粉碎、过筛后，应有混合的有效措施和记录。

粉碎后的物料末及时使用时，需存放于中转站中，中转站中物料的清洁级别为D级或与下道工序的洁净级别相同。干膏粉应有贮存期限规定，超过贮存期限的干膏粉必须经复验合格后方可投入下道工序。生产洁净区域划分见附图1。

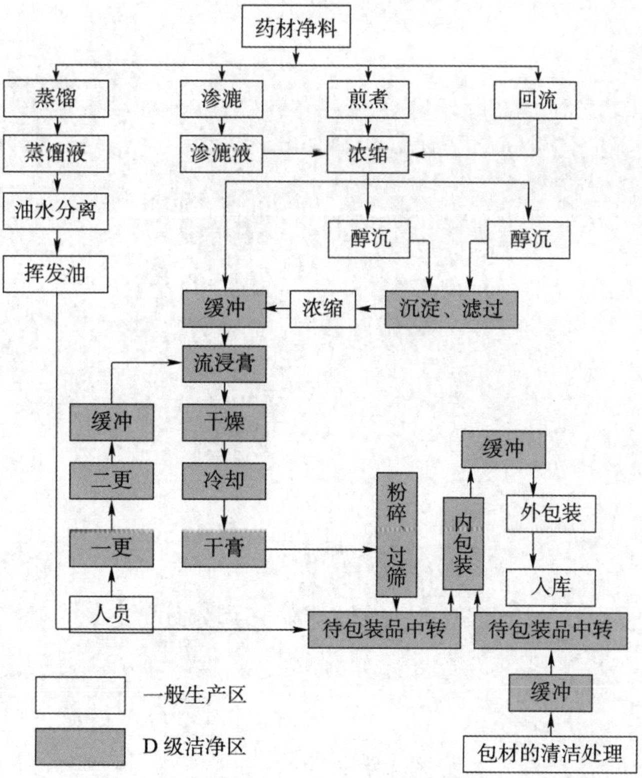

附图1　中药提取、分离、干燥洁净区域划分示意图